DU TRAITEMENT

HOMŒOPATHIQUE

DU CHOLÉRA

AVEC L'INDICATION

DES MOYENS DE S'EN PRÉSERVER,

Pouvant servir de Conseil

AUX FAMILLES EN L'ABSENCE DU MÉDECIN,

PAR

LE Dr G. H. G. JAHR,

Auteur du MANUEL DE MÉDECINE HOMOEOPATHIQUE.

A PARIS,

CHEZ J.-B. BAILLIÈRE,

LIBRAIRE DE L'ACADÉMIE NATIONALE DE MÉDECINE,

Rue de l'École-de-Médecine, 17.

A LONDRES, CHEZ H. BAILLIÈRE, 219, REGENT-STREET.

1848.

Ouvrages de M. le docteur Jahr.

NOUVEAU MANUEL DE MÉDECINE HOMOEOPATHIQUE, ou Résumé des principaux effets des médicaments homœopathiques, avec indication des observations cliniques, divisé en deux parties : 1° *Matière médicale ;* 2° *Répertoire symptomatologique et thérapeutique.* Quatrième édition augmentée. Paris, 1845, 4 vol. grand in-12. 18 fr.

NOUVELLE PHARMACOPÉE ET POSOLOGIE HOMOEOPATHIQUE, ou de la Préparation des médicaments homœopathiques et de l'administration des doses. Paris, 1841, in-12. 5 fr.

NOTICES ÉLÉMENTAIRES SUR L'HOMOEOPATHIE et la manière de la pratiquer, avec quelques uns des effets les plus importants de dix des principaux remèdes homœopathiques à l'usage de tous les hommes de bonne foi qui veulent se convaincre par des essais de la vérité de cette doctrine. Deuxième édition augmentée. Paris, 1844, in-18 de 135 p. 1 fr. 75 c.

Cet ouvrage comprend : Introduction. — De l'examen du malade. — De la recherche du médicament. — De l'emploi des médicaments. — Du régime à prescrire. — Quelques effets de dix des principaux médicaments homœopathiques : 1° aconit ; 2° arnica ; 3° arsenicum ; 4° belladona ; 5° bryonia ; 6° chamomilla ; 7° mercurius ; 8° Nux vomica ; 9° pulsatilla ; 10° sulfur.

Paris. — Imprimerie de L. Martinet rue Jacob, 30.

AVANT-PROPOS.

L'expérience a suffisamment prouvé que l'ancienne méthode de guérir est restée impuissante dans le traitement de cette grave et meurtrière maladie du choléra. Ceux mêmes qui, par l'usage de moyens violents, n'ont subi que des attaques légères, ont eu souvent et pendant longtemps encore à lutter contre les suites de cette épidémie, et leur convalescence a été longue et pénible; ceux surtout qui, avant les atteintes du choléra, étaient dans un état d'épuisement et de débilité, succombèrent pour la plupart de fièvres lentes après avoir échappé au choléra.

Ce que l'on doit attendre du traitement homœopathique se trouve consigné dans les annales de cette doctrine, et pourra être confirmé par des milliers de témoins qui doivent leur vie et leur prompt rétablissement à cette méthode de guérir. Les relevés statistiques faits en Russie, en Autriche, en Allemagne, en Belgique et en France, donnent en moyenne 5 ou 8 morts sur 100 cholériques traités par les moyens et les règles de l'homœopathie.

Il est vrai que cette assertion seule ne saurait suffire à convaincre ceux qui resteraient encore incrédules; mais comme il est également prouvé, par les propres dires de *Hufeland*, que la moyenne des morts traités d'après l'ancienne méthode ou abandonnés aux seuls efforts de la nature était ordinairement de 50 à 70 sur 100, nous pensons qu'il est du devoir de tout homme consciencieux de soumettre à l'épreuve une méthode qui promet de plus heureux résultats dans une maladie aussi cruelle que le choléra.

Je conçois qu'on recule devant toute espèce d'essai là où l'on n'a pas de temps à perdre, et où souvent une minute peut décider du sort des malades; mais lorsque dans une maladie si peu connue dans sa nature et dans les moyens les plus rationnels du traitement, l'on se voit, sous l'empire de l'ancienne médecine, réduit à des essais et à des tâtonnements, il semble que les moyens qui ont donné des résultats satisfaisants dans un grand nombre d'occasions devraient être essayés de préférence à d'autres. Nous engageons à faire les premiers essais dans les cas les moins graves ; quelques guérisons heureuses que l'on obtiendrait dans les formes les plus légères, dans la cholérine, par exemple, pourront convaincre les plus incrédules et encourager le médecin à aller plus loin et à suivre à la fin la méthode homœopathique pour tous les cas.

Les instructions que nous donnons dans ce Traité sont établies de telle sorte que le médecin n'aura qu'à bien observer les cas qui se présentent avec tous leurs phénomènes, et voir lequel des médicaments que nous avons cités s'y adapte le plus dans l'ensemble de ses indications.

L'ordre que nous avons suivi dans l'exposition de notre sujet ressort assez de la Table des matières qui suit pour nous dispenser d'en dire davantage dans cet avant-propos. Seulement, nous croyons utile et important de fixer l'attention du médecin principalement sur les *tableaux généraux des médicaments* et des *indications* que nous avons donnés dans les chapitres IX et X. C'est à l'aide de ces deux chapitres qu'on pourra parvenir à déterminer le médicament le plus approprié à n'importe quelle forme ou quelle complication sous lesquelles le choléra se présenterait.

Notre seul désir est, il est vrai, que cette maladie ne se présente plus chez nous sous aucune forme ; mais s'il en doit être autrement, puisse-t-il alors au moins y avoir beaucoup de médecins et de malades qui de nouveau éprouvent pour leur très grand bien l'efficacité réelle des petites doses, et la haute supériorité de la glorieuse découverte de l'immortel auteur de l'homœopathie.

Paris, le 23 sept. 1848.

G. H. G. JAHR.

TABLE DES MATIÈRES.

FIN DE LA TABLE DES MATIÈRES.

TABLE DES MÉDICAMENTS

DONT IL EST PARLÉ DANS CET OUVRAGE,

AVEC INDICATION DES ATTÉNUATIONS USITÉES (1).

---

1. Aconitum, 5e.
2. Arsenicum, 30e.
3. Belladona, 12e.
4. Bryonia, 12e.
5. Camphora, O. (tinct. fort.).
6. Cantharis, 15e.
7. Carbo vegetabilis, 15e.
8. Chamomilla, 12e.
9. China, 12e.
10. Cicuta, 15e.
11. Cocculus, 15e.
12. Colocynthis, 30e.
13. Cuprum metallicum, 15^e^.
14. Dulcamara, 12^e^.
15. Hyoscyamus, 12^e^.
16. Ipecacuanha, 6^e^.
17. Lachesis, 30^e^.
18. Lauro-cerasus, 6e.
19. Mercurius vivus, 12e.
20. Nux vomica, 30e.
21. Opium, 6e.
22. Phosphorus, 30e.
23. Phosphori acidum, 6.
24. Rhabarbarum, 9e.
25. Rhus toxicodendron, 12e.
26. Secale cornutum, 12e.
27. Stramonium, 12e.
28. Sulphuris tinctura, O.
29. Veratrum, 12e.

(1) Ces médicaments se trouvent entre autres aussi en très bonne qualité dans la pharmacie homœopathique de G. Weber, 8, rue Neuve-des-Capucines, à Paris.

TRAITEMENT

HOMŒOPATHIQUE

DU CHOLÉRA.

CHAPITRE PREMIER.

Du choléra en général.

Le *choléra asiatique*, ainsi appelé parce qu'il nous est venu de l'Asie, est une maladie particulière dont l'essence ou la véritable nature pathologique est restée jusqu'ici une énigme pour tous les pathologistes. Ayant pris naissance aux bords du Gange, il paraît avoir son siége principal aux *Grandes-Indes*, d'où il se répand de temps en temps jusque chez nous, en traversant tous les pays orientaux de l'Europe. C'est alors qu'il devient *épidémique*, tan-

lets, augmentent, et il survient des vomituritions, avec vomissements continuels et diarrhée, pendant lesquels l'état s'aggrave, et les forces tombent de plus en plus. Les vomissements se font sans efforts; le malade rejette un liquide jaunâtre mêlé de flocons blancs, et les selles s'écoulent également sans effort ni ténesme. En même temps, la voix s'altère d'une manière particulière et s'enroue, la chaleur naturelle tombe de plus en plus, la peau se couvre d'une sueur visqueuse, et le malade est dans un état soporeux avec délire. Arrivé à la dernière période, le malade offre alors l'aspect le plus sinistre. Sa figure est décomposée de la manière la plus hideuse; les cartilages des oreilles et du nez sont flasques; les yeux profondément enfoncés, et entourés de larges et profonds cercles noirs; la cornée luisante; les pupilles dilatées et immobiles; la sclérotique sale, bleuâtre et couverte de taches lunulaires et de points noirs; les lèvres sont d'un bleu noirâtre; la peau flasque et comme huileuse; les extrémités marbrées de bleu; les doigts racornis; les ongles bleuâtres. Souvent toute la peau se colore en bleu tirant sur le gris de cendres; le pouls est presque imperceptible, et vers la fin totalement nul; la respiration très gênée et courte; la voix presque éteinte, faible; la langue tantôt parfaitement nette et rouge, tantôt jaunâtre ou blanchâtre, et d'un gris d'ardoise, large et froide. Le malade est dans un assoupissement continu, les yeux à demi fermés et tournés en haut. Il est couché sur le dos, et dans une prostration complète, gardant cependant toute sa connaissance. En même temps il est martyrisé par la soif la plus violente; il soupire et gémit; se plaint de douleurs insupportables dans les précors, et se découvre continuellement à cause de la grande chaleur qu'il ressent à l'intérieur du corps. Dans cette période, les vomissements et la diarrhée ont ordinairement tout à fait cessé, mais l'abdomen est gonflé d'un ballonnement pâteux; si toutefois il y a encore des évacuations, ce n'est plus qu'un liquide semblable à de l'urine, et mêlé de flocons d'un blanc jaunâtre ou d'un gris de cendres. En même temps, les spasmes les plus violents dans les mollets et les lombes interrompent fréquemment l'état soporeux; l'angoisse augmente de minute en minute; la respiration devient de plus en plus gênée; le malade a le regard fixe, les yeux largement ouverts; sa connaissance s'en va; la respiration s'arrête; le cœur fait encore quelques pulsations spasmodiques; on remarque quelques efforts d'inspiration, et.......... le malade meurt.

D'après ce tableau, il est aisé de voir qu'on ne saurait confondre le choléra avec aucune autre maladie, et qu'il sera toujours facile de le reconnaître sous quelque forme qu'il se présente. Seulement quelques cas d'empoisonnements, tels, par exemple, que ceux par l'arsenic, le vert de gris, le seigle ergoté, etc., offrent parfois des symptômes assez semblables; mais, dans ces cas-là, c'est la cause pathogénétique et les substances trouvées dans les déjections, qui pourront toujours lever le dernier doute sur la nature de l'affection. En outre, le choléra étant une maladie *épidémique*, c'est-à-dire de celles qui, par suite d'un *miasme*, affectent simultanément et pendant un certain temps seulement un grand nombre de personnes, cette circonstance offre encore un moyen d'éclairer le diagnostic. Elle sert souvent aussi à faire reconnaître le *choléra* dit *sporadique*, maladie qui est bien de la même essence que le *choléra asiatique*, mais qui par cela même qu'elle ne règne pas *épidémiquement*, est beaucoup moins à craindre et beaucoup moins meurtrière que le choléra *asiatique*. Mais comme on a assez souvent confondu cette affection avec le choléra épidémique, au point de faire croire à la présence de ce dernier lorsque celui-ci est encore bien loin de chez nous, il nous paraît nécessaire de dire aussi un mot sur cette espèce de choléra, surtout parce que le traitement en est assez semblable à celui du véritable choléra, et que bien souvent les dangers n'en sont pas moins grands.

Le *choléra sporadique* est une espèce de *gastro-entérite bilieuse*, ou de *dyssenterie avec vomissements*, se manifestant le plus souvent dans le fort de l'été, à la suite d'un refroidissement, de l'usage imprudent des glaces, ou de la fraîcheur du soir. Dans la plupart des cas, l'invasion de la maladie est subite, sans nuls signes précurseurs. Le malade commence tout à coup à ressentir un grand abattement avec lassitude et pression dans la région stomacale, puis le mal éclate brusquement ; il survient de fortes nausées immédiatement suivies de vomissements qui rejettent d'abord le contenu de l'estomac, puis d'une grande quantité de mucosités jaune-citron ou vert-jaune. Ces déjections ont le plus souvent un goût amer, rarement acide, et en même temps il survient des évacuations alvines diarrhéiques, tantôt simultanément avec les vomissements, tantôt alternant dans de courts intervalles. La fréquence des évacuations varie de douze, seize, à cent, et même jusqu'à deux cents dans les vingt-quatre heures, de manière que souvent le malade ne peut plus quitter du tout la chaise percée, tout en vomissant en même temps sans discontinuer. Souvent les selles prennent aussi cette *couleur d'eau de riz*, que l'on regardait autrefois comme caractéristique du seul choléra asiatique. En même temps l'estomac et l'abdomen sont rentrés, le malade accuse une sensation contractive dans la région gastrique ainsi que des douleurs brûlantes, incisives et lancinantes dans diverses régions de l'abdomen, mais surtout autour du nombril, et atteignant le plus haut degré pendant les évacuations alvines.

En même temps le pouls et les forces tombent subitement, la soif devient inextinguible, l'urine s'arrête ou n'est rendue qu'avec difficulté; il survient des ténesmes, avec vomiturations, hoquets, soubresauts, des douleurs convulsives, surtout des extrémités inférieures; froid glacial des membres, sueurs froides, dyspnée, perte de connaissance, et enfin la mort. Cette maladie a un cours également très rapide; les malades meurent souvent déjà le premier ou le second jour; rarement la maladie traîne jusqu'au septième.

Dans nos climats, le *choléra sporadique* n'est cependant qu'une maladie peu importante. Les enfants et les vieillards y sont le plus exposés et plus en danger que les personnes dans la force de l'âge. Pour le reste, ce sont surtout la fréquence et la nature des vomissements et des évacuations alvines qui déterminent le pronostic. Tant que les uns et les autres restent verdâtres, il n'y a rien à craindre, mais s'ils deviennent grisâtres, le danger augmente. Les signes les plus fâcheux sont un *collapsus* subit, des yeux ternes avec regard fixe, des symptômes tétaniques, frigidité des extrémités, pouls petit, faible et contracté, évacuations involontaires et inaperçues. Cependant, abandonnée à elle-même, cette maladie ne se termine pas nécessairement toujours par la mort ; souvent il se fait des guérisons partielles, dans lesquelles le malade souffre pendant longtemps encore de troubles dans les fonctions digestives, avec plénitude et ballonnement de l'estomac après le repas, et constipation alternant avec une sorte de diarrhée séreuse. Souvent aussi la maladie se change en une autre affection, telle que *fièvre intermittente*, *rhumatisme des extrémités inférieures*, ou *gastrite*. Si elle se termine par la mort, celle-ci arrive ordinairement par paralysie des nerfs du plexus solaire, ou par conversion en gastrite. Les prodromes de la mort sont : face hippocratique, yeux éteints, état soporeux, roideur tétanique des muscles du dos, froid glacial, hoquets au lieu des vomissements, météorisme, évacuations involontaires et évanouissements fréquents auxquels enfin le malade succombe.

Dans le *choléra asiatique*, au contraire, la mort arrive ordinairement par inflammation des membranes du cerveau, ou par hépatite, entérite, paralysie du cœur, fièvre étique, ou encore par hydropisie de la peau, du péricarde, de la plèvre, ou du péritoine. La guérison complète, si elle a lieu, se fait ordinairement d'une manière très prompte; mais bien souvent la maladie change, ici aussi, seulement de forme, et laisse après elle des paralysies, des affections du système nerveux abdominal et des troubles graves dans les fonctions intellectuelles. Le pronostic, dans le *choléra asiatique*, est en général peu favorable; abandonnée à elle-même, cette maladie tue ordinairement quatre sur cinq des malades qui en sont atteints. Ce sont surtout les personnes leucophlegmatiques, grasses, boursouflées, cachectiques, ainsi que celles qui se sont ruiné le tempérament par des excès, qui sont le plus exposées au danger. C'est, du reste, au fur et à mesure du progrès de la maladie que le danger s'accroît, en sorte que, dans la troisième période, presque tout espoir de guérison est perdu. Les signes les plus alarmants sont : décomposition rapide de la face, chute subite des forces et de la vitalité, racornissement de la peau aux mains et aux pieds, absence du pouls[1], froid des extrémités, du bout du nez et de la langue, perte subite de connaissance, léthargie, hoquet, jactation, bruit en buvant comme si l'eau tombait dans un puits, spasmes violents dans les organes respiratoires, diarrhée d'odeur infecte, etc. Souvent la mort arrive dès les six à douze premières heures; souvent aussi au bout de vingt-quatre à quarante-huit heures seulement, mais rarement plus tard. — On peut regarder comme signes favorables : voix naturelle ou pas trop altérée, pouls plus plein et plus élevé, peau pas trop flasque, cessation pas trop tardive des vomissements et de la diarrhée, retour de la sécrétion urinaire, faiblesse tolérable, respiration devenant plus libre, etc.

Du reste, comme nous l'avons déjà fait observer plus haut, la maladie est bien loin de se manifester chez toutes les personnes de la même manière. Elle se montre sans nuls prodromes et tout d'un coup dans sa deuxième période, c'est-à-dire dans la forme *spasmodique*, avec des *crampes* et des *convulsions*. Souvent aussi elle éclate tout d'un coup avec les signes les plus dangereux, dans sa forme *cérébrale* ou *apoplectique*, avec fièvre, froid et soif, douleurs tractives dans les bras et les jambes, qui s'engourdissent facilement, spasmes abdominaux et thoraciques, oppression et *congestions cérébrales :* tout cela n'est souvent précédé d'aucun signe alarmant, ou bien tout au plus par une pression sourde et une lourdeur stupéfiante de la tête, avec lourdeur des jambes, grande lassitude, paresse, mélancolie, tristesse et indifférence.

La forme la plus bénigne et la plus légère du *choléra* est celle à laquelle on a donné le nom de *cholérine*, espèce de *diarrhée cholérique* qui se manifeste ordinairement quelque temps avant ou après le choléra, ou bien dans des endroits voisins de ceux qu'elle occupe en son plein. Cette forme se caractérise ordinairement par les signes suivants : tête entreprise surtout au front, air souffrant, langue chargée d'un enduit tenace, visqueux; borborygmes et gargouillement dans le ventre, diarrhée fréquente, indolore, mais abondante et très débilitante, d'abord stercoreuse, puis aqueuse, de mucosités blanchâtres, mêlées de flocons blancs, ou bien selles d'un vert blanchâtre ou noirâtre; urines diminuées. Bientôt il s'y joint des nausées, pour la plupart sans vomissement. Soif augmentée, calorification plutôt augmentée que diminuée, parfois avec légère sueur et pouls plein, accéléré. Négligée, cette maladie dégénère souvent en véritable *choléra*, mais le plus souvent en *lienterie*, ou bien en *fièvre typhoïde soporeuse*, ou en *fièvre cérébrale avec délire*.

CHAPITRE II.

De la nature pathologique et des causes du choléra.

Au commencement de son invasion, la plupart des médecins prenaient cette maladie pour une affection *bilieuse*, d'où aussi son nom de *choléra*, du mot grec, ἡ χολη, *la bile*. Les médecins de l'école de Broussais, au contraire, la regardaient comme une véritable *gastro-entérite*, ne se distinguant en rien des autres formes de cette maladie, sinon par la violence des symptômes. D'autres encore, et surtout des médecins allemands, la plaçaient enfin dans la classe des affections *spasmodiques*. Sans nous arrêter à examiner ici d'une manière plus ample laquelle de ces différentes vues mériterait le plus d'attention, nous nous bornerons à faire observer que, pour être une véritable *gastro-entérite*, et par conséquent une maladie inflammatoire, il lui manque d'abord le symptôme le plus essentiel des maladies inflammatoires, savoir la *fièvre inflammatoire*, qui ne manque jamais dans les inflammations *aiguës*. Et pour qu'elle soit une affection *bilieuse* ou *gastrico-bilieuse*, il faudrait encore que les *symptômes bilieux* portassent un caractère beaucoup plus *constant*, et pour ainsi dire *plus primitif* qu'ils ne le font réellement. Le seul symptôme, au contraire, qui soit constant et qui ne manque jamais, ce sont les *spasmes*, soit dans les membres, soit dans les intestins; et comme rien n'empêche d'expliquer les phénomènes *gastrico-intestinaux*, ainsi que les *phénomènes cérébraux*, et même les *asphyxies cholériques*, par de *violents spasmes toniques* ou *cloniques*, agissant sur les organes intéressés, tels que l'estomac, le canal intestinal, le foie, la vessie (suppression des urines), le cœur, la moelle épinière et le cerveau, rien n'empêche non plus d'admettre l'*affection spasmodique du système nerveux* comme le véritable fond de la maladie.

Mais une tout autre question est celle de savoir ce qui a produit cette maladie et ce qui peut la produire encore. Comme nous l'avons déjà dit, elle est née premièrement dans les

Grandes-Indes, sur les bords du Gange, et plusieurs savants ont attribué sa naissance soit aux vapeurs pestilentielles qu'avaient produites les eaux stagnantes qui, par suite de la sortie du fleuve, avaient couvert pendant assez longtemps une grande étendue de terrain de ce pays ; d'autres encore en ont cherché la cause dans une nourriture corrompue, notamment dans celle du seigle ergoté ou du riz gangrené, ou bien dans l'usage imprudent de fruits rafraîchissants, tels que melons, concombres, etc., ou de boissons froides, des glaces, etc., pendant le chaleurs de l'été. Pour ce qui est de cette dernière cause, il est vrai que nous avons vu nous-même, ici à Paris, chez un individu assez bien portant, survenir à la suite d'une glace mangée pendant la chaleur du jour, une affection subite qui présentait tous les symptômes du *choléra asiatique*, et dont il fut rapidement guéri par une dose de *pulsatille*, suivie d'une autre d'*arsenic*. Mais tout ceci ne pourra produire que tout au plus des affections semblables au choléra, mais serait insuffisant pour produire des *épidémies* qui affecteraient par la suite même des personnes qui ne se seraient exposées à aucune des causes qui auraient engendré cette maladie chez d'autres. Ce qu'il y a de sûr, cependant, c'est que, né dans un pays chaud, le choléra ne se montre et ne se propage guère que pendant l'été, diminuant ordinairement ou s'arrêtant même tout à fait dès que le froid survient; mais ceci encore ne peut en lui seul justifier aucune conclusion qui n'aurait point d'autre base, surtout comme ce fait seul n'expliquerait nullement cette marche assez singulière que suit la maladie. Il est cependant vrai d'observer que la plupart des maladies suivent, comme les peuplades, une direction invariable du levant au couchant, et sont d'autant plus meurtrières et plus victorieuses, qu'elles ne s'éloignent point de cette direction Des épidémies nées dans l'Ouest de l'Europe meurent ordinairement bientôt lorsqu'elles se propagent par hasard vers l'Est (1). Mais quoi qu'il en soit, le choléra présente encore de telles particula-

(1) Cette loi de la marche des peuples et des *individus épidémiques*, *miasmatiques*, du levant au couchant, est une chose frappante dans l'histoire des uns et des autres. Jamais invasion d'aucune peuplade vers l'Est n'a réussi pour longtemps; mais l'Europe a été peuplée jusqu'à ce jour par les Barbares de l'Asie; l'Empire romain s'est soutenu, ainsi que sa langue,

rités dans sa marche, que d'autres savants n'ont pu se défendre d'y soupçonner comme cause des voyages d'insectes dans l'air, ou bien des courants *telluriques* sous le sol. Quant aux voyages d'*insectes*, quoiqu'on dise ces animaux plus petits que microscopiques, personne n'y croit plus aujourd'hui ; mais pour les *courants telluriques*, il se présente un fait assez intéressant qui mérite toute notre attention : c'est que, lorsqu'on compare une carte montrant les différentes déclinaisons ordinaires de l'aiguille aimantée, avec une autre qui montre la marche du choléra, l'on est frappé de la coïncidence des principales lignes de ces deux cartes, c'est-à-dire que là où la déclinaison de l'aiguille aimantée

bien plus longtemps dans l'Ouest que dans l'Est, et y règne pour ainsi dire encore par les ruines de ses mœurs, de ses lois et de sa langue. L'église chrétienne romaine ne domine que dans les pays à l'ouest de Rome. Les Francs, qui prirent possession de l'ancienne Gaule, *et qui la possèdent encore*, sont venus de l'Est. Le règne de Charlemagne ne put point se soutenir intégral, parce qu'il refoulait vers l'Est. Le grand Napoléon dut succomber nécessairement en voulant porter ses conquêtes du Sud, où il était assez heureux, vers l'Est, tandis qu'il aurait peut-être vaincu la Russie s'il l'avait attaquée du côté de l'Est ou de l'Asie, marchant de là vers l'Ouest. Aujourd'hui encore la tendance de tous les peuples de l'Europe

est *zéro*, se trouve le lieu de la naissance du choléra, et là où cette déclinaison a atteint son maximum, c'est-à-dire 25° (Paris a 22°,4), le choléra ne s'est pas montré du tout, et en outre, les bandes qu'il a occupées successivement coïncident assez avec les bandes qu'occupent les divers degrés de déclinaison de l'aiguille aimantée. Si donc ceci était plus qu'un simple jeu du hasard, on pourrait en conclure que les causes du choléra sont en effet purement *telluriques*, dues peut-être à des courants électro-magnétiques ou à des vapeurs métalliques souterraines qui empoisonnent à la fin l'atmosphère.

En tout cas, nous ne devons attribuer la *nature épidémique* du choléra qu'à la présence, dans l'at-

et de l'Asie est vers l'Ouest; les Anglais, les Français, les Espagnols et les Allemands, peuplent l'Amérique, et c'est là que la *France* devra également porter ses regards ; car jamais, qu'on le sache bien, l'avenir d'aucun peuple ne sera à l'Est de son siége actuel ; ce qui se fera de durable pour lui se fera constamment à l'Ouest, et le nouveau monde sera un jour infailliblement à celui des peuples occidentaux de l'Europe qui aura le premier compris, prévu et mis à profit cette loi invariable de la nature, loi qui paraît exister aussi bien pour la marche des choses physiques que pour celle des peuples.

mosphère, d'un miasme particulier; et il n'est pas vraisemblable qu'il se répande à la manière de la peste ou d'autres maladies contagieuses, par des malades isolés, par des vêtements ou par aucune cause de ce genre, c'est-à-dire que nous nions absolument sa nature *contagieuse*. Car ce fait, que bien des individus qui s'exposent aux mêmes bandes de l'atmosphère, par lesquelles d'autres sont frappés du choléra, restent cependant intacts, ne vient que de ce que, pour être infecté par un miasme, il ne faut pas seulement le miasme pour rendre malade, mais encore la réceptivité de notre organisme pour ce miasme, laquelle n'est jamais la même chez tous les individus. La plus grande réceptivité pour le miasme du choléra se trouve ordinairement chez les vieillards, ainsi que chez les personnes débiles, maladives ou adonnées à l'abus des boissons spiritueuses, ou à l'intempérance en général. Encore a-t-on remarqué que cette maladie se rencontre constamment en premier lieu dans les quartiers les plus populeux, les plus sales et les moins élevés sur le niveau des fleuves ou des rivières, tandis que les quartiers élevés et aérés y sont bien moins exposés.

CHAPITRE III.

Du régime et des moyens préservatifs contre le choléra.

Le choléra étant une épidémie dont le miasme n'est point *fixe* comme celui de la *peste*, par exemple, mais dont les causes sont dans l'air, la retraite la plus absolue et l'isolement le plus complet ne sauraient donc garantir personne, tout aussi peu que les cordons sanitaires, les fumigations et autres choses qu'on avait imaginées pour s'opposer à son passage. Les seules choses vraiment efficaces seraient celles qui tendraient à détruire ce miasme dans l'atmosphère même, et c'est à cet effet que *Hahnemann*, dès la première notion qu'il eut de cette maladie, avait proposé l'usage de l'*esprit de camphre*. Quant à nous, nous ne pouvons qu'approuver pleinement et entièrement cet usage, attendu que le *camphre*, plus que toute autre substance, et infiniment plus que le chlore et le vinaigre, possède la vertu de détruire les *miasmes gazeux*, et qu'en outre sa vertu comme médicament spécifique contre le choléra le rend apte non seulement à purger l'atmosphère de ce miasme, mais encore à détruire souvent l'infection dans les individus mêmes, si elle avait déjà commencé. L'on pourra donc se servir du camphre même dans le cas où l'on craindrait la propagation de la maladie par voie de *contagion*, en aspergeant les effets des malades et des personnes mortes du choléra de cette substance, en exposant l'atmosphère qui les entoure à la vaporisation camphoreuse, et en se garantissant soi-même de la même sorte lorsqu'on se trouve en contact avec des personnes malades.

Mais ce qu'il importe surtout d'observer pour se garantir autant que possible de l'infection, c'est d'éviter toutes les choses qui pourraient augmenter la réceptivité de l'organisme pour cette maladie. On devra donc mettre le plus grand soin à la propreté de sa personne et de sa demeure, et faire surtout attention à ce que l'air dont on est entouré soit aussi pur que possible. Ensuite, l'on évitera les excès de tout genre, tant dans la nourriture que dans le travail, les veilles et les jouissances, recherchant plutôt les exercices au grand air que le séjour dans les maisons renfermées et dans les quartiers populeux, attendu que le miasme concentré dans un petit espace est toujours beaucoup plus efficace que lorsqu'il est répandu dans l'atmosphère (1). En outre, bien qu'il faille ne pas trop apporter de changements à son régime habituel, pourvu que ce dernier soit conforme aux règles de la tempérance, l'on devra se préserver autant que possible de toute espèce de refroidissement, et s'abstenir de l'usage de toutes les substances trop rafraîchissantes, telles que melons, concombres, fruits acides, *glaces*, et éviter en général tout ce qui serait en état de produire, dans des circonstances favorables, une sorte de *choléra artificiel*. De ce dernier genre sont enfin aussi les *émotions morales*, notamment la *peur*, les *frayeurs*, le *dégoût*, la

(1) Voyez *Homœopathie domestique*, comprenant l'hygiène, le régime à suivre pendant le traitement des maladies et la thérapeutique homœopathique, par le docteur Bigel; deuxième édition entièrement refondue, par le docteur Beauvais (de Saint-Gratien). Paris, 1839, in-18.

crainte d'être infecté, les *angoisses* et les *soucis* prolongés, etc. Il importe donc avant tout de garder autant que possible, pendant tout le temps que le choléra règne à un endroit, la tranquilité de l'âme et le calme de l'esprit, et ne jamais oublier le conseil précieux donné par Horace à Délie :

> *Æquam* memento rebus in arduis
> *Servare mentem* sicut in prosperis...

Pour ce qui est enfin des *préservatifs directs*, c'est-à-dire de certaines substances dont on pourrait faire usage pour rendre l'organisme moins susceptible du miasme, et détruire, s'il était possible, sa réceptivité pour ce dernier, je ne crois pas qu'il y ait des médicaments qui puissent rendre ce service d'une manière absolue et infaillible, attendu que cette réceptivité peut renaître d'un moment à l'autre par des circonstances tout à fait inconnues, lors même qu'elle aurait été diminuée ou même détruite un moment auparavant. Toutefois, si cette préservation peut s'obtenir, les médicaments les plus propres à cet usage seront sans contredit ceux que la doctrine homœopathique a désignés depuis longtemps comme les principaux spécifiques contre le choléra, et dont le succès dans le traitement de la maladie déclarée a jusqu'ici complétement répondu à l'attente. En plusieurs endroits, ces médicaments ont même rendu des services non équivoques pour la préservation contre la maladie, et pourvu seulement qu'on n'en attende pas plus qu'ils ne peuvent produire, l'on fera toujours plus sagement de s'en servir que d'en négliger l'usage.

La première de ces substances est celle que nous avons déjà citée, savoir : l'*esprit de camphre* (1), qui peut être mis en usage par tous les individus vigoureux, et se portant du reste bien pour leur santé générale. L'on pourra s'en servir pour asperger deux fois par jour les corridors et les pièces de la maison, ainsi que ses habits lorsqu'on est obligé de sortir, ou bien encore en prenant trois fois par jour un morceau de sucre imbibé de ce médicament. En

(1) L'on trouve cet esprit d'abord chez tous les pharmaciens homœopathes; mais dans l'impossibilité de s'en procurer de préparé dans un instant donné, on pourra facilement l'obtenir en faisant dissoudre dans de l'alcool du *camphre en morceaux*, jusqu'à ce qu'il ne s'en dissolve plus.

outre, l'usage des *cigarettes de camphre*, telles qu'on les trouve depuis quelques années dans toutes les pharmacies, peut rendre de grands services, toutes les fois surtout qu'on est obligé d'aller en ville, ou de fréquenter des quartiers et des maisons où le choléra règne dans un moment donné.

Mais ce qu'il ne faut point perdre de vue, c'est que le camphre, comme préservatif prolongé, ne convient guère qu'à des personnes robustes, vigoureuses, et dans la fleur de l'âge. Les individus débiles, délicats, nerveux, et *surtout les enfants*, sont souvent très fortement affectés par la moindre quantité qu'ils en prennent, et même les personnes plus vigoureuses souffrent quelquefois beaucoup de l'*abus* de cette substance, au point que l'on en a vu chez lesquelles elle avait produit un véritable choléra *artificiel*, pour la guérison duquel l'administration de quelques cuillerées de *café noir et très fort*, contre l'abus du camphre ingéré, était plus que suffisante. C'est pourquoi, tout en laissant au camphre tout son mérite comme préservatif, nous ne saurions cependant nous empêcher de n'en conseiller qu'un usage très prudent, et il vaut beaucoup mieux le remplacer par un autre *préservatif*, aussitôt que l'on en remarque le moindre inconvénient.

Parmi ces autres préservatifs nous citerons en premier lieu le *veratrum album*, l'*arsenicum* et le *cuprum*, médicaments qui, dans leurs préparations *homœopathiques*, sont en général tout aussi bien supportés par les enfants et les personnes délicates que par les individus plus robustes. La dose à laquelle on pourra administrer l'une et l'autre de ces substances est de 2 à 3 *globules* de la préparation homœopathique usitée (arsen., 30; vératr., 12, préparés tous deux sous forme de globules saccharins imbibés de la solution médicamenteuse), dissous dans une petite cuillerée à café d'eau, et pris en une fois tous les quatre ou six jours pendant tout le temps que le choléra règne dans l'endroit où l'on se trouve. L'on fera bien de commencer par l'usage du *veratrum*, en le remplaçant, après la deuxième dose, par l'usage de l'*arsenicum*, lequel sera remplacé à son tour (après la deuxième dose) par le *cuprum*, après quoi l'on retournera au *veratrum*, et ainsi de suite.

Quelques médecins homœopathes ont encore conseillé de porter une petite plaque de cuivre sur la peau du creux de l'estomac; mais comme quelques individus ont des transpirations plus ou moins acides, ce cuivre pourrait s'oxyder, et l'espèce de vert-de-gris qui s'y formerait pourrait, s'il était absorbé, produire d'assez graves inconvénients, pouvant aller jusqu'aux phénomènes d'un empoisonnement complet.

CHAPITRE IV.

Traitement de la cholérine.

Cette forme, la plus légère du choléra, s'annonce ordinairement, comme nous l'avons déjà dit plus haut, par une diarrhée fréquente, indolore, mais assez débilitante, et qui, de stercorale qu'elle est d'abord, devient bientôt aqueuse et muqueuse, blanchâtre et floconneuse, quelquefois même verdâtre ou noirâtre, passant à la fin, si elle est négligée, en lientérie, ou même en *fièvre cérébrale* ou *typhoïde*.

Les meilleurs médicaments contre cette maladie sont en général : *ipecac.*, *phosph. ac.*, *phosph.*, *secal. cornut.*, ou bien encore, *china.*, *hyosc.*, *lach.*, *lauroc.*, *opium.*, *sulph.*

Le malade, sitôt qu'il sent la première atteinte, fera bien de se mettre tout de suite au lit, en ayant soin que la température de sa chambre soit modérée (15° de Réaumur), et ne se couvrant ni trop ni trop peu, et prenant, contre la soif, de l'eau fraîche en petite quantité à la fois, c'est-à-dire quelques gorgées seulement. En même temps on administrera *toutes les demi-heures*, ou toutes les *une*, *trois*, *six heures*, selon les cas, *une cuillerée à café d'une solution dans un verre d'eau de six globules* de l'un ou de l'autre des médicaments suivants (1) :

1. *Phosph. ac.* (une dose toutes les deux, trois heures), surtout lorsqu'il y a *diarrhée indolore*, d'un blanc verdâtre, séreuse et muqueuse, ou bien selles involontaires, nocturnes, avec évacuation d'aliments non digérés; *langue couverte d'un enduit visqueux* et tellement tenace *que le doigt qui la touche y adhère;* tête entreprise, sur-

(1) La meilleure manière d'administrer les médicaments est toujours celle de dissoudre trois à six globules de la préparation homœopathique globuliforme dans un verre de table ordinaire, rempli d'eau aux trois quarts, et dont on fera prendre une cuillerée à café aussi souvent qu'il est indiqué. Dans le *choléra déclaré*, les intervalles entre les doses doivent être plus courts; là on pourra en donner une toutes les dix, quinze, trente minutes, selon le cas; dans la cholérine, au contraire, une dose toutes les trois, quatre, six heures, suffit ordinairement au-delà de tout ce qui est indispensable.

tout au front; borborygmes, gargouillement dans le ventre; sécrétion urinaire diminuée.

2. *Phosph.* (une dose toutes les deux, trois heures), préférable au médicament précédent, si la soif est très violente et que le malade ne soit point trop affaibli.

3. *Secale cornut.*, également toutes les deux, trois heures, surtout quand il y a vertiges, angoisse, spasmes ou tractions dans les mollets, borborygmes, nausées, langue nette ou n'étant chargée que d'un enduit mince, blanchâtre; évacuations promptes, fréquentes, brunâtres ou décolorées, et floconneuses, avec chute subite des forces, et extrémités froides.

4. *Ipecac.*, une dose toutes les une, deux heures, s'il se joint des nausées à la diarrhée, et que le *phosph. ac.* ne suffise point contre cet état.

5. *Verat.*, toutes les trois, six heures, selon le cas, lorsque les nausées dégénèrent en vomissements et que l'*ipecac.* se montre insuffisant pour les combattre.

6. *Sulphur.* (tinctura sulphuris), si aucun des médicaments précités ne paraît, à la troisième dose, produire aucune améliora-

tion marquée. Après deux doses de sulphur., administrées de deux en deux heures, on pourra alors souvent revenir avec avantage à l'un ou l'autre des médicaments précédents.

Dans la plupart des cas, l'on obtiendra la guérison par le seul usage du *phosph. ac.*, ou de l'*ipecac.;* mais souvent aussi la maladie se montre plus rebelle, surtout lorsque dès le début elle a été négligée ou traitée d'une manière tout à faire contraire, comme, par exemple, par des toniques, des évacuations sanguines ou autres moyens semblables. C'est alors qu'elle dégénère facilement en maladies plus graves. La même chose arrive lorsque le malade, même après un traitement homœopathique, commet des imprudences graves dans le régime. Dans ce cas, l'on aura besoin d'autres médicaments encore, parmi lesquels seront d'un grand secours :

1. *China* (toutes les six, douze heures une dose), lorsque la maladie dégénère en *lientéric*, et que le *phosph. ac.* n'aura pas suffi contre cet état.

2. *Carbo veget.* (toutes les deux, trois heures), lorsque la diarrhée continue malgré l'usage de

phos. ac. et de *china*, et que l'haleine du malade devient froide.

3. *Hyoscyam.*, lorsqu'il survient un état soporeux, avec stupeur, air égaré, face rouge et chaude.

4. *Bellad.*, si, dans le cas de sommeil soporeux il y a grincement de dents, bouche tirée d'un côté, écume à la bouche, avec face rouge et chaude, et sommeil tel qu'il est très difficile de réveiller le malade.

5. *Opium*, lorsque ni *bellad.* ni *hyos.* ne suffiraient contre l'état typhoïde, et qu'il y aurait en même temps rêves délirants avec coma vigil.

6. *Lachesis*, dans le cas où ni *opium*, ni *bellad.*, ni *hyos.*, ne se seraient montrés assez efficaces pour produire une amélioration marquée.

CHAPITRE V.

Traitement des prodromes et de la première période du choléra.

Les premiers signes précurseurs du choléra sont ordinairement : malaise général, lassitude, morosité avec tête entreprise et douloureuse, vertiges, pâleur de la face et des lèvres, contraction et pression dans l'estomac, mains froides, sensation de lassitude et d'engourdissement dans les doigts, pieds froids et lourds, disposition à la diarrhée, avec selles liquides verdâtres. Cet état dure quelquefois plusieurs jours, mais souvent aussi quelques heures seulement, et s'il n'est pas guéri, il passe sans faute à la première période du choléra.

Le médicament *spécifique* contre cet état est le *camphre* (*spiritus camphoris*), qu'on peut administrer toutes les dix à quinze minutes (à la dose d'une goutte dont on aura imbibé un morceau de sucre) jusqu'à ce que les douleurs dans l'estomac cessent et que le froid des extrémités soit remplacé par une chaleur générale avec sueur. Dans la plupart des cas, le malade s'endort pendant cette transpiration et se réveille en parfaite santé.

Cependant comme le camphre n'est pas également bien supporté par tous les malades, il faudrait ici aussi être assez sobre dans l'administration de ce médicament. Il vaut donc mille fois mieux ne l'administrer qu'intérieurement, et ne point en faire faire de frictions, surtout comme son administration intérieure suffit entièrement, lors même qu'on ne renouvelle la dose que toutes les quinze minutes. Chez les personnes délicates et nerveuses, ainsi que chez les enfants, on fera même très bien de passer tout de suite à un autre médicament, tel qu'*ipecac.* ou *veratr.*, aussitôt que l'on apercevra qu'après la deuxième ou troisième dose l'état ne s'améliore point ou qu'il s'aggrave même par l'influence du camphre. Aussi, l'*ipecac.* et le *veratr.*, amèneront-ils bien souvent à eux seuls la guérison pendant cette période, et l'on aura rarement besoin d'avoir encore recours à l'*arsenic*, ni même peut-être au *camphre.*

Ce n'est que lorsque la maladie passe définitivement de la période des prodromes à la *première* période du choléra déclaré que le *camphre* est souvent indispensable, et qu'il est ordinairement aussi beaucoup mieux supporté que dans les autres périodes. Cette période s'annonce ordinairement par les phénomènes suivants : Chute rapide de toutes les forces vitales, impossibilité de rester debout, air égaré, yeux caves, langue froide, frigidité glaciale et couleur bleuâtre des mains, de la face et même de tout le corps ; découragement et désespoir, oppression de la poitrine et du cœur, avec grande angoisse et crainte de suffoquer, tête entreprise, engourdissement du cerveau et des nerfs cérébraux, cris et gémissements ave voix creuse et enrouée, douleurs brûlantes dans l'estomac et le gosier ; crampes ou douleurs tractives dans les mollets et les autres parties musculeuses ; *sensibilité très douloureuse du creux de l'estomac au toucher ;* souvent absence de soif, de vomissements et de diarrhée, mais bien souvent aussi, évacuations assez fréquentes par le haut et le bas.

Dans cette période l'on administrera :

1° Le *camphre*, toutes les fois que les *spasmes* prédominent, et que les évacuations sont ou nulles ou très peu fréquentes. L'on peut donner une goutte d'esprit de camphre pur sur un morceau de sucre, toutes les 5, 10 et 15 minutes, aussi longtemps que les *spasmes toniques* et le *froid glacial* se soutiennent et jusqu'à ce qu'il survienne une chaleur bienfaisante avec transpiration, ce qui a lieu ordinairement après la cinquième ou la sixième dose. Mais lorsque les spasmes ne prédominent pas d'une manière frappante, et qu'il s'y joint, dans cette période déjà, des symptômes gastrico-intestinaux, le camphre est rarement indiqué, et l'on devra avoir plutôt recours à d'autres médicaments tels que :

2° *Ipecacuanha*, lorsque les vomissements prédominent, et que la diarrhée est encore nulle ou du moins très peu prononcée. (Une dose, c'est-à-dire une cuillerée à café de la solution de 6 globules dans un verre d'eau, administrée toutes les 15, 20 ou 30 minutes, selon le cas).

3° *Veratr.*, si aux spasmes toniques se joignent non seulement des vomissements, mais encore de la diarrhée; (également toutes les quinze à trente minutes une dose).

4° *Arsenic*, si le *veratrum* ne suffisait point pour empêcher le passage de la maladie de la première période à la seconde.

Dans tous ces cas, l'on administrera une dose, c'est-à-dire une cuillerée à café de la solution aqueuse de 6 glob. du médicament, d'abord toutes les quinze, trente minutes, selon la violence du cas, puis, quand l'amélioration se sera prononcée, toutes les deux, quatre, six heures seulement, éloignant les doses toujours au fur et à mesure que l'amélioration fera des progrès.

Pour boisson on donnera, ici aussi, de l'eau fraîche, en très petite quantité à la fois, trois, quatre cuillerées au plus.

Les lavements d'eau glacée ne sont point sans danger lorsqu'on en abuse; l'on fera donc mieux de s'en abstenir tout à fait, ces lavements n'étant nullement indispensables.

CHAPITRE VI.

Traitement du choléra déclaré, à la deuxième et à la troisième ou dernière période.

Dans ces périodes, le malade offre d'abord ordinairement le tableau suivant :

Vertiges, évanouissements fréquents, diminution du tact, de l'ouïe et de la vue, angoisse, crainte de la mort, grande agitation et jactation, froid glacial de tout le corps, pâleur cadavéreuse de la face, yeux caves et cernés, à demi fermés, regard exprimant la souffrance, air soucieux, lèvres bleuâtres, soif excessive, inextinguible, *désir de boissons froides*, chaleur brûlante dans le gosier, *vomissement* d'abord des aliments ingérés, puis des matières qui, de muqueuses et bilieuses qu'elles sont d'abord, deviennent bientôt laiteuses ou semblables à l'eau de riz; pression et douleurs dans les intestins; voix faible, enrouée; oppression douloureuse de la poitrine, de l'estomac et de la région précordiale; haleine courte, *spasmes toniques et cloniques*, d'abord dans les extrémités inférieures, puis gagnant les extrémités supérieures ainsi que le dos, la nuque, les muscles abdominaux, les intestins mêmes et la poitrine; suppression des sécrétions de l'urine, de la salive et de la bile; chute rapide des forces jusqu'à prostration complète.

Abandonnée à elle-même, la maladie reste dans cet état quelquefois pendant deux jours, mais souvent aussi quelques heures seulement, et si elle n'est point encore guérie, elle passe alors à la *troisième et dernière période*, où elle offre les symptômes suivants :

Insensibilité générale, spasmes toniques, face décomposée, cadavéreuse, lèvres bleuâtres, yeux caves avec regard fixe, frigidité et sueur visqueuse et froide de tout le corps; voix rauque, faible; pouls lent, faible, petit, intermittent, et enfin la mort au milieu de tressaillements convulsifs.

Dans l'une et l'autre de ces deux périodes, le *camphre* sera encore d'un secours immense, surtout lorsque les *spasmes toniques* prédominent, et souvent encore il sera le seul médicament qui pourra sauver le malade de l'*asphyxie* même, *lorsque celle-ci est arrivée au milieu des symptômes tétaniques.*

ET SI JAMAIS LA CONSCIENCE NOUS DÉFEND DE TROP TÔT ABANDONNER COMME PERDUES LES PERSONNES ASPHYXIÉES, C'EST ASSURÉMENT DANS LE CHOLÉRA. BIEN DES MALADES QU'ON AVAIT DEPUIS DEUX, QUATRE, SIX HEURES TENUS POUR MORTS PARCE QU'IL N'Y AVAIT PLUS DE POULS, ET QUE MÊME LE COEUR NE PARAISSAIT PLUS BATTRE, ONT ENCORE ÉTÉ SAUVÉS PAR UN TRAITEMENT TEL QUE LA DOCTRINE HOMOEOPATHIQUE L'INDIQUE COMME VRAIMENT RATIONNEL PAR L'EMPLOI DU CAMPHRE OU DU CHARBON VÉGÉTAL. Dans la plupart de ces cas, il suffit d'introduire dans la bouche du malade, toutes les trois à cinq minutes, une goutte d'*esprit de camphre* délayé dans une cuillerée à café d'eau *tiède*, en lui frottant en même temps le creux de l'estomac et les tempes avec ce médicament. Et si à la sixième dose, c'est-à-dire au bout de trente à quarante minutes, ce médicament n'avait encore produit aucun bien, on pourrait en remplacer l'usage par celui du *charbon végétal.*

On donnerait toutes les cinq à dix minutes une cuillerée à café d'un verre d'eau dans lequel on aura dissous 6 glob. de la préparation globuliforme de la neuvième atténuation de ce médicament.

Mais quelque indispensable que soit le *camphre* dans certains cas de ces deux périodes, on ne doit cependant presque jamais le mettre en première ligne lorsqu'il y a *vomissements* et *diarrhée.* Dans ces cas, les meilleurs médicaments sont ordinairement les suivants, dont on devra également mettre 6 globules de la préparation homœopathique globuliforme dans un verre d'eau, de laquelle eau on administrera ensuite au malade toutes les quinze ou trente minutes, selon le cas, une cuillerée à café.

1. *Vératr.*, substance à laquelle on peut toujours avoir recours en premier lieu, lorsque les vomissements et la diarrhée sont accompagnés de *spasmes toniques et cloniques très prononcés*, avec frigidité et chaleur bleuâtre des membres et de tout le corps.

2. *Arsen.*, lorsque le vératr. ne réussit pas, surtout dans les cas les plus graves, et lorsque, outre les évacuations cholériques et les spasmes

cloniques et toniques, on observe comme symptômes prédominants une *grande angoisse avec crainte de la mort*, une *agitation extrême comme dans l'agonie*, *soif inextinguible avec besoin de boire souvent, mais toujours peu à la fois*, *douleurs brûlantes, anxieuses, dans le creux de l'estomac et le ventre.*

3. *Cuprum*, surtout lorsque *les convulsions commencent aux doigts et aux orteils*, que les *vomissements alternent avec des spasmes abdominaux* ou *thoraciques*, et que *les boissons font entendre un gloussement en descendant dans le gosier.*

Ces trois médicaments suffiront entièrement dans la plupart des cas; seulement dans quelques cas compliqués, chez des personnes qui auparavant ont été déjà malades, ou pour quelques constitutions particulières, la guérison peut exiger encore d'autres médicaments, parmi lesquels nous citerons de préférence :

4. *Cicuta*, quand il y a de *violents spasmes toniques* dans *les muscles thoraciques*, avec *convulsions des yeux*, diarrhée nulle ou très peu prononcée ; ou bien, si avec les évacuations par le haut et le bas il existe en même temps *des congestions pulmonaires* et *cérébrales très pro-*

noncées, avec forte oppression et état soporeux.

5. *Cantharis*, si les voies urinaires sont en même temps fortement affectées, et qu'il y ait un feu violent dans l'hypogastre, *selles sanguinolentes* avec ténesme, coliques et grande agitation.

6. *Chamomilla*, quand il y a diarrhée aqueuse, *vomissements de matières aigres*, langue chargée d'un enduit jaunâtre, colique dans la région ombilicale; *pression douloureuse dans l'estomac jusqu'au cœur*, crampes dans les mollets.

7. *Ipecac.*, lorsque la diarrhée est presque nulle ou *aqueuse et jaunâtre*, mais que les *vomissements prédominent* avec spasmes seulement aux mollets, aux doigts et aux orteils.

8. *Nux vomica*, lorsque les symptômes les plus alarmants ont cessé, mais qu'il reste encore *des envies fréquentes d'aller à la selle*, *mais sans résultat* ou *n'étant suivies que de petites selles muqueuses*, avec crampes d'estomac, angoisse précordiale, pression au front, petites horripilations, ou froid plutôt intérieurement qu'extérieurement.

9. *Secale cornutum*, lorsqu'après la cessation

des vomissements *la diarrhée persiste*, que les selles tardent à se colorer, et que tout annonce qu'il n'y a point encore de bile dans les voies intestinales.

CHAPITRE VII.

Traitement du choléra sporadique.

Il est vrai que cette affection n'est nullement à sa place dans un traité consacré exclusivement au traitement du choléra *asiatique;* mais ce qui nous engage à en parler ici, malgré les objections que pourraient nous faire des logiciens trop sévères, c'est tout d'abord la grande ressemblance qu'offrent plusieurs de ces cas avec certains de ceux du choléra asiatique. Puis, comme il n'est pas même encore certain que l'une et l'autre de ces deux maladies ne soient au bout du compte les enfants jumeaux d'une même source, et qu'à l'approche du choléra asiatique les cas de choléra sporadique se multiplient quelquefois par-ci, par-là, il faudra donc être pourvu contre l'une de ces affections aussi bien que contre l'autre. Mais enfin, ce qui nous semble rendre surtout indispensable la citation du traitement du choléra sporadique, c'est que les mêmes médicaments qui se sont jusqu'ici montrés efficaces dans le choléra sporadique pourront être souvent aussi d'un grand secours dans le choléra asiatique, et le seront même sans faute toutes les fois que celui-ci se manifestera avec des symptômes analogues à ceux qui indiquent ces autres médicaments.

Dans la plupart des cas de choléra *sporadique*, les médicaments principaux sont les mêmes que ceux contre le choléra *asiatique*, savoir :

1. *Veratrum*, presque *spécifique*, toutes les fois qu'à la diarrhée et aux vomissements il se joint des spasmes, ou que les évacuations ressemblent à celles du choléra asiatique.

2. *Arsenicum*, lorsque *l'angoisse, la soif inextinguible, la douleur brûlante à l'estomac* prédominent, avec pouls faible et intermittent, insomnie avec grande agitation et jactation, et surtout quand les selles deviennent noirâtres.

3. *Ipecacuanha*, lorsque les vomissements prédominent et que les selles ont plutôt une teinte jaunâtre que toute autre.

Ces médicaments suffiront dans la plupart des cas ; mais comme le choléra sporadique est plus susceptible que le choléra asiatique de varier dans ses formes, il se pourra que bien souvent il faille encore avoir recours à d'autres substances, telles que :

4. *Chamomilla*, quand il y aura selles diarrhéiques fréquentes, aqueuses, sans douleur ; vomissements fréquents de mucosités aigres et des aliments ingérés ; grande angoisse ; *pression anxieuse dans le creux de l'estomac ;* crampes aux mollets.

5. *China*, quand il y a *diarrhée indolore*, *mais très violente*, *avec évacuation d'aliments non digérés ; vomissements amers* (ou aigres) avec déjection des aliments ingérés ; pression douloureuse dans l'estomac et le ventre après avoir bu ou mangé la moindre chose ; sensation continuelle de plénitude ; urines troubles, foncées.

6. *Colocynthis*, vomissements *verdâtres* avec la diarrhée, et *coliques violentes*, *spasmodiques*, *lancinantes et incisives*, avec *crampes violentes et très douloureuses aux mollets.*

7. *Dulcamara*, vomissements bilieux avec

déjection de toutes les boissons ingérées; selles verdâtres; ventre très douloureux surtout dans la région ombilicale.

8. *Mercurius vivus*, dans les cas où *chamom.* paraîtrait indiqué, sans cependant suffire à changer l'état.

9. *Rhabarbarum*, quand les vomissements viennent subitement avec évacuation de matières blanchâtres et jaunâtres, et diarrhée écumeuse en forme de bouillie.

10. *Rhus toxicodendron*, souvent après *veratr.*, lorsque celui-ci a combattu les symptômes les plus alarmants, mais qu'il reste encore grande lassitude, vertiges avec obscurcissement de la vue, langue chargée d'un enduit blanchâtre; soif, diarrhée indolore, jaune-verdâtre.

CHAPITRE VIII.

Du traitement de la convalescence et des suites du choléra.

Lorsque le choléra est bien traité dès le début, il ne laisse point de suites fâcheuses ; mais lorsqu'on l'a négligé, ou qu'on l'a traité par des moyens tout à fait mal appropriés, tels que les évacuations sanguines, les toniques, les boissons chaudes, les sinapismes, etc., on voit assez fréquemment, peu après sa cessation, d'autres maladies qui le remplacent, telles que *fièvres typhoïdes*, *lientéries opiniâtres*, de la *faiblesse*, ou même des *fièvres étiques*, des *congestions cérébrales* avec *état soporeux*, et d'autres *symptômes cérébraux*. Dans la plupart de ces cas on trouvera d'un grand secours les médicaments suivants :

1. *Aconitum*, lorsqu'à la suite du choléra il se déclare une *fièvre inflammatoire*, avec chaleur sèche, *pouls fréquent* et forte soif.

2. *Arsenic.*, quand il y a forte atrophie avec teint plombé, tempes creuses, paupières et lèvres bleuâtres, taches bleu-noirâtre au nez; paralysie de la mâchoire inférieure avec écoulement involontaire de la salive ; parole tremblante, avec langue sèche; soif fréquente; anorexie; selles séreuses avec feu violent à l'anus; urines épaisses; *frigidité du corps avec sueur visqueuse;* sommeil agité, avec jactation; pouls à peine perceptible.

3. *Bryonia*, quand l'état du malade passe en une sorte de fièvre cérébrale ou typhoïde avec délire.

4. *Carbo veget.*, quand il y a envie continuelle de dormir, avec joues rouges et couvertes de sueur visqueuse.

5. *China*, surtout quand il y a lienterie ou grande faiblesse à la suite du choléra.

6. *Cocculus*, quand avec l'état typhoïde il y a grande tristesse et disposition à des spasmes.

7. *Hyoscyamus*, contre des symptômes typhoïdes, où le malade ne sent point combien son état est grave, avec état soporeux, face rouge et chaude, air égaré et stupeur.

8. *Ipecacuanha*, quand, après le choléra, il

reste encore des souffrances gastriques avec douleur d'excoriation dans le ventre, envie de vomir, et même vomissement de temps en temps.

9. *Lachesis*, quand *Hyosc.* ou *Opium* serait indiqué, mais que ni l'un ni l'autre n'aurait suffi contre l'état typhoïde ou cérébral.

10. *Opium*, lorsque l'état soporeux est très prononcé, avec rêves effrayants et délires comateux.

11. *Rhus*, dans le cas de symptômes cérébraux, ou *Bryon.* serait indiquée, sans cependant suffire, et surtout lorsqu'il y a redoublement de jactation.

12. *Stramonium*, dans les fièvres typhoïdes et cérébrales, avec stupeur, visions effrayantes, ou bien lorsque *Hyosc.* serait indiqué, sans cependant suffire.

13. *Phosphor. ac.* ou *Secale*, quand après la guérison du choléra il reste encore une tendance à la diarrhée.

CHAPITRE IX.

Tableau complet des médicaments anti-cholériques, avec consignation des symptômes qui les indiquent dans les différentes périodes du choléra.

Après avoir indiqué, pour chaque forme de choléra en particulier, les médicaments qui conviennent le mieux, nous jugeons nécessaire de passer encore en revue tous les médicaments cités, attendu que jamais les formes que nous avons admises ne se trouvent dans la pratique aussi distinctes les unes des autres, que nous les avons présentées. Nous y joignons en outre tous les symptômes qu'offre chacun de ces médicaments dans son analogie avec le tableau des symptômes du choléra, espérant mettre par là le lecteur en état de trouver toujours le médicament le plus approprié à un cas donné, lors même que les symptômes de ce cas le laisseraient indécis sur le nom qu'il faudrait donner à la forme qu'il a devant les yeux.

1. *Aconitum.*

15e, glob. 6 dans un verre d'eau dont une cuillerée à café toutes les 1, 2, 3 heures, selon le cas. — Est souvent indispensable, lorsque, après le choléra, il se déclare une *fièvre inflammatoire*, avec *chaleur sèche*, grande soif, pouls dur et fréquent, *urines rouge-foncé*, *sans dépôt.*

2. *Arsenicum.*

30e, globul. 3 dans un verre d'eau, dont on administre une cuillerée à café toutes les 30 à 60 minutes, suivant la violence de la maladie. — Est surtout efficace dans le *choléra gastrique* et *abdominal*, ainsi que dans le *choléra sporadique*, et encore contre les *suites du choléra*, mais surtout lorsqu'il y aura l'un ou l'autre ou plusieurs des symptômes suivants :

Frigidité de tout le corps, *avec sueur froide et visqueuse*, *surtout à la tête ; épuisement et lassitude extrêmes*, *chute rapide des forces*, *et faiblesse croissante jusqu'à prostration complète ;* spasmes violents ; peau sèche et froide, parfois comme du parchemin ; insomnie ou sommeil agité avec jactation ; (chaleur intérieure) ; *pouls presque imperceptible,* tremblant, petit et intermittent. *Angoisse indicible*, et *inquiétude extrême*, avec *crainte d'une mort prochaine, ou avec grande agitation et jactation*, ou bien moral très rassuré avec contentement et netteté des idées ; faiblesse de la mémoire ; mélancolie anxieuse avec envie de pleurer ; sensation d'hébétude dans la tête ; *vertiges*, avec tête lourde et troublée, avec lassitude après avoir parlé ; céphalalgie pressive, étourdissante, ou bien pression lancinante dans le centre de la tête, aggravée par le mouvement et améliorée après le sommeil ; *yeux caves*, *cernés*, *ternes*, *comme éteints*, et jaunâtres ; paupières bleuâtres ; pression violente au-dessus des sourcils ; *bourdonnement d'oreilles* et dysécée ; *face hippocratique*, *décomposée*, *pâle*, *terreuse*, ou teint plombé, avec *nez effilé*, ou bien face pâle et bouffie ; taches bleu-noirâtre sur le nez ; mâchoire inférieure paralysée, pendante, avec écoulement involontaire de salive ; bouche ouverte ; *lèvres et langue sèches*, noirâtres et gercées ; *voix faible*, *tremblante*, à peine perceptible ; *cris plaintifs d'une voix enrouée*, à cause des douleurs ; coryza continuel, avec saignement de nez ; *grande angoisse dans la poitrine et au cœur; extrémités froides, avec sueur froide, visqueuse;* spasmes toniques dans les doigts des mains et des pieds; crampes aux mollets.

Soif continuelle, inextinguible, sans cependant boire beaucoup; anorexie, et insipidité des aliments; *après avoir mangé la moindre chose, mais surtout après avoir bu, aussitôt vomissement*, parfois avec diarrhée, ou bien douleurs brûlantes dans le ventre; *nausées continuelles* avec vomissements; *vomituritions violentes* et continuelles; régurgitation d'un liquide âcre; *vomissement des aliments ingérés*, ou bien de *matières verdâtres, bilieuses*, ou de *mucosités séreuses avec diarrhée semblable;* vomissements aqueux violents; *dans la région gastrique et précordiale grandes angoisses* avec *douleurs brûlantes*, parfois jusqu'au nombril, surtout étant couché, ou la nuit au moment de s'endormir; violentes douleurs d'estomac, élancements dans les hypochondres; *feu dans le ventre et l'estomac comme produit par des charbons ardents;* douleur abdominale violente, comme par tension et excoriation, surtout en toussant et urinant; borborygmes, flatuosités incarcérées; *diarrhée continuelle*, parfois avec cris et gesticulations violentes pendant l'évacuation des matières, et rougeur à l'anus ; selles fréquentes de mucosités verdâtres, peu abondantes, avec ténesme pénible et chaleur brûlante à l'anus ; *diarrhée noirâtre* fréquente, ou bien *diarrhée violente avec évacuations aqueuses ;* urines épaisses ; ischurie.

3. *Belladonna.*

12e, glob. 6, dans un verre d'eau, dont toutes les 30 à 60 minutes une cuillerée à café jusqu'à amélioration. Trouve son application surtout dans les cas de choléra qui présentent des signes *typhoïdes* et cérébraux, et surtout lorsqu'il y aura :

Chaleur brûlante et rougeur de la peau ; délire avec *grande jactation et agitation ;* tendance à rejeter les couvertures du lit et à s'enfuir ; *sommeil soporeux* duquel on ne peut tirer le malade qu'en le secouant fortement, et *dans lequel il retombe aussitôt* qu'on ne lui adresse plus la parole ; *pouls fréquent,* peu dur et plus ou moins plein ; *stupeur ;* yeux à demi fermés et convulsés en haut ; grincement de dents ; *contorsion de la bouche ; écume à la bouche ;* soif avec désir de boissons froides ; douleurs lancinantes dans les côtés et douleurs brûlantes dans le ventre.

4. *Bryonia.*

12e, glob. 6, dans un verre d'eau, dont toutes les trois heures une cuillerée à café dans tous les cas où, *après la cessation du choléra*, il survient une *fièvre typhoïde cérébrale* avec *délire*, *constipation et urines brunâtres.*

5. *Camphora.*

Une goutte de l'*esprit de camphre* pur, sur un morceau de sucre toutes les 10, 15, 20 ou 30 minutes, selon la violence des cas, et jusqu'à amélioration sensible. Convient autant dans la *première* que dans la *seconde période du choléra*, mais *jamais* si les *évacuations ne sont point accompagnées de spasmes toniques;* mais dans tous les *cas spasmodiques* le camphre sera d'un grand secours et pourra rendre encore de grands services, *lors même que le malade serait déjà tout froid, bleu et raide*, et qu'il ne donnerait plus le moindre signe de vie. On trouvera ce médicament surtout indiqué lorsqu'il y aura l'un ou l'autre ou plusieurs des symptômes suivants :

Chute rapide des forces, au point de ne plus permettre de se tenir debout; stupeur avec insensibilité, éblouissement; le *malade crie d'une voix creuse et enrouée*, *sans accuser aucune douleur déterminée; émoussement de tous les sens; spasmes toniques de tout le corps; frigidité glaciale du corps et des membres; crampes et convulsions, sans vomissement ni diarrhée; membres raides et bleuâtres;* pouls très lent ou très petit, *grande angoisse et inquiétude* avec crainte de suffoquer ; vertiges ; *yeux caves et fixes;* vue obscurcie ; diminution de l'ouïe et de l'odorat; air égaré; *couleur bleu-marbré de la face,* ou bien *face bleuâtre* et froide comme la glace; langue froide; ardeur dans le gosier ; *soif terrible et inextinguible,* ou bien adipsie complète; nausées; (vomissement violent de masses copieuses d'un liquide aqueux, mêlé de flocons blanchâtres, jaunâtres ou même rougeâtres); douleur brûlante dans l'estomac; pression violente dans le creux de l'estomac, *qui est tellement douloureux, que le malade jette des cris quand on y touche;* borborygmes ; (diarrhée fréquente d'un liquide aqueux, mêlé de flocons blanchâtres, jaunâtres ou même rougeâtres) ; palpitations de cœur ;

mains froides comme la glace et *bleuâtres*, ou marbrées de bleu (ainsi que les bras), ou bien brunâtres et presque noirâtres; *crampes dans les mollets et dans les doigts.*

6. *Cantharis.*

15e, glob. 6, dans un verre d'eau, dont toutes les trente à soixante minutes une cuillerée à café, jusqu'à amélioration, surtout lorsque l'un et l'autre des symptômes suivants indiquent son emploi :

Souffrances des voies urinaires; brûlement violent dans l'hypogastre; borborygmes; selles sanguinolentes avec ténesme; chaleur dans le ventre avec grande agitation.

7. *Carbo vegetabilis.*

15e, glob. 6, dans un verre d'eau, dont une cuillerée à café toutes les dix, quinze à trente minutes, suivant le cas. Convient surtout dans les cas d'*asphyxie* et de *cyanose*, et surtout lorsqu'il y a :

Paralysie complète; absence totale de pouls, ou bien seulement *état soporeux*, avec congestions pulmonaires et cérébrales; oppression; *joues rouges et couvertes d'une sueur visqueuse.*

8. *Chamomilla.*

12e, glob. 6, dans un verre d'eau, dont une cuillerée à café toutes les trente à soixante minutes, selon le cas. Ce médicament pourra souvent rendre de grands services, surtout *au début*, tant dans le *choléra asiatique* que dans le *choléra sporadique*, et particulièrement quand il y aura :

Grande angoisse et inquiétude, surtout *autour* et *dans le creux* de l'estomac; langue chargée d'un enduit jaunâtre; *vomissements fréquents de mucosités aigres*, ou bien des aliments ingérés; *pression à l'estomac s'étendant jusqu'au cœur;* colique dans la région ombilicale; *diarrhée aqueuse* indolore, mais très fréquente; spasmes violents aux mollets.

9. *China.*

12e, glob. 6, dans un verre d'eau, dont une cuillerée à café toutes les une, deux et trois heures, suivant le cas. Convient surtout dans les *suites du choléra*, et souvent aussi dans le *choléra sporadique*, mais en général toutes les fois qu'il y aura l'un ou l'autre des symptômes suivants :

Epuisement et prostration jusqu'à la défaillance ; *faiblesse opiniâtre* après la cessation du choléra, surtout *quand le sommeil reste très agité ;* pouls petit, fréquent, un peu dur ; moral inquiet, anxieux, pénible ; *face hippocratique ;* anorexie avec sensation de plénitude continuelle ; dégoût pour les aliments ; chaque fois après avoir bu ou mangé la moindre chose, aussitôt pression douloureuse dans les régions gastrique et abdominale, avec renvois d'air qui soulagent ; vomissements fréquents de mucosités séreuses et des aliments ingérés d'un goût acide-amer ; *lientérie ;* diarrhée violente, muqueuse et séreuse, apparaissant surtout la nuit, avec évacuation d'aliments non digérés ; urines rares, troubles, foncées.

10. *Cicuta.*

15e, glob. 6, dans un verre d'eau, dont une cuillerée à café toutes les trente à soixante minutes, selon le cas. Convient surtout lorsqu'il y a des phénomènes *typhoïdes* avec le choléra ;

mais, en général, quand il y a l'un ou l'autre des symptômes suivants :

Sommeil soporeux; congestion cérébrale; yeux convulsés et tournés en haut; vomissements; diarrhée rare et peu copieuse; respiration très gênée; congestions pulmonaires; spasmes toniques violents dans les muscles du thorax; chez les femmes, règles supprimées; chez celles en couches, suppression des lochies.

11. *Cocculus.*

15ᵉ, glob. 6, dans un verre d'eau, dont une cuillerée à café toutes les deux à trois heures, dans les *suites du choléra*, surtout quand il y a un état *typhoïde*, avec grande tristesse et spasmes momentanés.

12. *Colocynthis.*

30ᶜ, glob. 6, dans un verre d'eau, dont une cuillerée à café toutes les quinze, trente à soixante minutes, selon le cas. Convient dans les *choléras asiatique* et *sporadique*, lorsqu'il y a l'un ou l'autre des symptômes suivants :

Chute rapide des forces vitales; *vomissements continuels* (d'abord des aliments ingérés, puis de matières verdâtres); *coliques violentes* avec douleurs crampoïdes, lancinantes ou incisives; *selles diarrhéïques très fréquentes*, devenant de plus en plus aqueuses et décolorées; sécrétion urinaire supprimée; *crampes violentes aux mollets.*

13. *Cuprum.*

15e, glob. 6, dans un verre d'eau, dont une cuillerée à café toutes les quinze à trente minutes, selon le cas. Convient surtout dans la deuxième période du *choléra asiatique;* mais en outre toutes les fois qu'il y aura l'un ou l'autre des symptômes suivants :

Mouvements et tressaillements convulsifs, commençant surtout *par les doigts des mains et des pieds;* crampes fréquentes dans les muscles; grande agitation, jusqu'à s'enfuir de son lit; déglutition des boissons avec bruit gloussant le long du pharynx; vomissements avec sensation pressive dans l'estomac, comme par un corps dur; pression dans le creux de l'estomac, augmentée au toucher; vomissements remplacés par des coliques spasmodiques; constriction spasmodique de la poitrine, avec oppression très anxieuse ; *convulsions dans les doigts et les orteils.*

14. *Dulcamara.*

12e, glob. 6, dans un verre d'eau, dont une cuillerée à café toutes les trente à soixante minutes, selon le cas. Convient dans les *choléras asiatique et sporadique*, quand il y a l'un ou l'autre des symptômes suivants :

Faiblesse extrême; pouls presque éteint; grande stupidité ; soif dévorante ; vomissement des boissons ingérées, puis de bile jaunâtre et verdâtre et de mucosités; région gastrique rétractée, avec douleur brûlante; ventre très douloureux, surtout dans la région ombilicale; selles fréquentes, verdâtres ; extrémités froides.

15. *Hyoscyamus.*

12e, glob. 6, dans un verre d'eau, dont une cuillerée à café toutes les une, deux, trois heures, suivant le cas. Convient surtout dans les fièvres cérébrales à la suite du choléra, et surtout quand il y a :

Symptômes typhoïdes; *stupeur* qui fait que le malade ne sent point la gravité de son état, et ne se plaint de rien ; air égaré ; face rouge et chaude ; sommeil soporeux.

16. *Ipécacuanha.*

6e, glob. 6, dans un verre d'eau, dont une cuillerée à café toutes les trente à soixante minutes, dans tous les *cas légers* ou au *début* de la maladie, et surtout lorsqu'il y aura :

Malaise continu ; lassitude ou même *chute rapide des forces ;* sueurs abondantes, spasmes par tout le corps ; *frissons de longue durée*, commençant parfois dans la région de l'estomac, ou horripilations et frissons grelottants, suivis ou non de chaleur par tout le corps ; sueur ; chaleur pendant les vomissements ; face froide ; langue sèche et chargée d'un enduit jaunâtre ; haleine fétide ; extrémités froides ; pandiculations ; spasmes légers des mollets, des doigts et des orteils.

Grande soif ; *nausées avec envie de vomir ; vomissements fréquents*, surtout lorsqu'il n'y a ni diarrhée, ni spasmes, mais *évacuations bilieuses jaunâtres ou verdâtres*, *d'un goût amer* ou acide, avec de grands efforts de vomiturition ; chaleur et sueur ; pression dans l'estomac ; chaleur et douleurs croissantes dans le ventre; contraction du ventre, et sensation d'excoriation intérieure; *diarrhée violente*, abondante, *jaunâtre* ou aqueuse, ou bien bilieuse et muqueuse, mêlée de flocons blanchâtres, vers la fin même sanguinolente, avec ténesme très douloureux après les selles; diarrhée avec coliques; urines diminuées, d'un jaune foncé.

17. *Lachesis.*

30e, glob. 6, dans un verre d'eau, dont une cuillerée à café toutes les trente minutes, dans les cas où *Bellad.*, *hyoscyam.* ou *opium*, paraîtraient indiqués contre l'état *soporeux* et *typhoïde*, sans cependant suffire entièrement.

18. *Lauro-cerasus.*

6e, glob., dans un verre d'eau, dont une cuillerée à café toutes les dix à quinze minutes, selon le cas. Sera encore d'un grand secours, même dans la *dernière* période du *choléra*, et toutes les fois qu'il y aura :

Ivresse et stupeur; dysécée; contraction spasmodique des muscles de la face; *sensation de constriction dans la gorge* en buvant; douleurs dans les extrémités inférieures et supérieures.

19. *Mercurius vivus.*

12e, glob. 6, dans un verre d'eau, dont une cuillerée à café toutes les trente à soixante minutes, selon la violence des cas. Est souvent très efficace dans les cas où *chamomilla* paraîtrait indiquée sans cependant suffire.

20. *Nux vomica.*

30e, glob. 6, dans un verre d'eau, dont une cuillerée à café toutes les trente à soixante minutes, selon les cas. Convient surtout lorsqu'il y a :

Angoisse continuant même après la cessation des symptômes alarmants; grande faiblesse; *froid plutôt intérieur* qu'extérieur; pression au front; *douleurs crampoïdes à l'estomac; angoisse dans la région précordiale; diarrhée peu abondante*, mais avec *envies fréquentes sans résultat*, ou bien suivies de petites selles muqueuses.

21. *Opium.*

6e, glob. 6, dans un verre d'eau, dont une cuillerée à café toutes les quinze à trente minutes, selon le cas. Convient surtout dans les formes *typhoïdes*, et notamment quand l'*état soporeux* est très prononcé avec *stupeur*, et que *hyoscyam.* n'a pas suffi contre cet état, ou bien s'il y a des *rêves effrayants* avec *délires comateux.*

22. *Phosphorus.*

30e, glob. 6, dans un verre d'eau, dont une cuillerée à café toutes les deux à trois heures, selon le cas. Convient le plus souvent lorsqu'après le choléra il reste encore de la *diarrhée* qui ne veut céder ni à *secale* ni a *veratr.*, et qui se caractérise par une *soif violente.*

23. *Phosphori acidum.*

6e, glob. 6, dans un verre d'eau, dont une cuillerée à café toutes les trente à soixante minutes, selon le cas. Trouve le plus souvent son application dans la *cholérine*, ou bien dans les *lientéries* à la suite du choléra, et surtout quand il y a :

Teint sale ; front entrepris ; *langue visqueuse, au point que le doigt qui la touche y adhère;* borborygmes ; *diarrhée*, d'abord d'un blanc verdâtre, plus tard muqueuse et aqueuse ; évacuations nocturnes involontaires; selles avec évacuation d'aliments non digérés.

24. *Rhabarbarum.*

9e, glob. 6, dans un verre d'eau, dont une cuillerée à café toutes les demi-heures, selon le cas. Convient parfois lorsque *chamomilla* ou *mercur.* paraîtraient indiqués, sans cependant suffire, ou qu'il y aura un ou plusieurs des symptômes suivants :

Grande lassitude et collapsus de tout le corps; face froide, d'une pâleur bleuâtre, soif fréquente; *vomissements subits* de mucosités séreuses ou de matières blanchâtres et jaunâtres; ventre ballonné et brûlant; diarrhée acqueuse ou bien en forme de bouillie écumeuse.

25. *Rhus.*

12e, glob. 6, dans un verre d'eau, dont une cuillerée à café toutes les une, deux ou trois heures, selon le cas. Convient surtout contre les suites du *choléra*, ou bien encore contre le *choléra sporadique*, et en général quand il y a :

Fièvre cérébrale avec délire, et grande jactation; vertiges avec obscurcissement de la vue, langue chargée d'un enduit blanchâtre ; soif ; diarrhée indolore, d'un jaune verdâtre.

26. *Secale cornutum.*

12e, glob. 6, dans un verre d'eau, dont une cuillerée à café toutes les quinze, trente à soixante minutes, selon le cas. Convient dans le *choléra asiatique* et dans la *cholérine* aussi bien que dans le *choléra sporadique*, surtout lorsqu'il est indiqué par un ou plusieurs des symptômes suivants :

Lassitude prompte, angoisses, vertiges, langue nette, ou bien chargée seulement d'un enduit mince, blanchâtre; nausées; borborygmes; *selles fréquentes à de très courts intervalles, brunâtres*, ou bien *décolorées et floconneuses; douleurs surtout dans les extrémités ;* membres froids ; crampes ou traction dans les mollets ; lassitude prompte des extrémités.

27. *Stramonium.*

12e, glob. 6, dans un verre d'eau, dont une cuillerée à café toutes les une, deux et trois heures, suivant le cas. Convient surtout lorsqu'à la suite du choléra il y a fièvre typhoïde ou cérébrale, avec stupeur et visions effrayantes, ou bien lorsque *hyoscyam.* paraîtrait indiqué sans cependant suffire.

28. *Sulphur.*

Tinctura fortis (O), glob. 6 dont une cuillerée à café toutes les trente à soixante minutes. Est souvent indispensable dans certains cas de *cholérine*, lorsque ni *phosph. ac.*, ni *secale*, ni *veratr.* ne se montrent suffisants pour combattre la diarrhée, quoiqu'ils paraissent indiqués par l'ensemble des symptômes.

29. *Veratrum.*

12e, glob. 6, dans un verre d'eau, dont une cuillerée à café toutes les dix, quinze, et trente minutes, selon le cas. C'est l'un des principaux médicaments contre le *choléra* sous plusieurs formes, et il se trouvera toujours d'un grand secours, lorsqu'il y aura quelques uns ou plusieurs des symptômes suivants :

Frigidité générale et même *cadavérique de tout le corps*, avec *sueur froide*; froid alternant avec chaleur; *faiblesse excessive; chute rapide et frappante des forces, jusqu'à prostration complète;*

grande agitation et jactation anxieuse; défaillance (après les évacuations); collapsus de tout le corps; spasmes violents; *raideur tétanique du corps*, crampes et convulsions; insomnie avec angoisse, ou bien sommeil soporeux, avec lamentations en dormant et gémissements au réveil; *pouls petit*, *fréquent*, ou même insensible; délire; vertiges; pupilles dilatées; *yeux ternes, comme éteints; face décomposée*, *creuse*, *hippocratique, froide* et pâle ou même *bleuâtre;* face changeante, tantôt rouge, tantôt pâle, ou rougeur foncée d'une joue avec pâleur de l'autre; *mutisme* ou bien *cris anxieux;* bouche sèche, ou bien écume à la bouche; *langue humide*, ou bien chargée d'un enduit jaunâtre; voix rauque, creuse, enrouée; parfois toux sèche, fatigante, avant les vomissements; *grande angoisse au cœur*, *crampes et spasmes violents* dans *les mollets*, les *pieds et les mains*, ou bien dans *les extrémités en général;* rétraction des jambes vers le ventre; les mains du malade sont dans un mouvement continuel; *mains et pieds froids* et même *bleuâtres*.

Soif violente, *insupportable*, avec désir d'eau froide, et qui force à boire souvent, mais peu à la fois ; *chaque fois après avoir bu ou mangé quelque chose, aussitôt vomiturition et vomissement des choses ingérées ; vomissements très fréquents*, *avec vomiturions violentes* et *déjections bilieuses*, *amères*, *séreuses*, jaunâtres ou muqueuses, laiteuses et blanchâtres, ou bien de couleur d'eau de concombres ; *évacuations violentes par le haut et le bas ;* renouvellement des vomissements chaque fois en se redressant dans son lit ; *grande angoisse dans la région précordiale ; creux de l'estomac et hypochondre droit tendus, douloureux et très sensibles au moindre contact ; ventre ballonné*, *brûlant* et *très douloureux au toucher ; tranchées violentes surtout dans la région ombilicale ; selles diarrhéiques très fréquentes*, pour la plupart *séreuses* ou en forme de bouillie écumeuse, *blanchâtres* comme du petit lait, ou *verdâtres*, bilieuses et floconneuses ; *selles involontaires* et *inaperçues ;* diarrhées violentes ; défaillance après les selles ; ténesme ; sécrétion *urinaire très rare*, bleuâtre, ou même tout à fait supprimée.

CHAPITRE X.

Tableau alphabétique des symptômes cholériques, avec indication des médicaments qui y répondent.

Par la présentation des tableaux précédents nous avons mis le lecteur à même de se servir des médicaments anticholériques sans distinction du nom que les pathologistes donneraient à telle ou telle forme du choléra, et de ne choisir la substance appropriée à chaque cas donné que d'après les symptômes analogues. Mais comme il est impossible de garder dans la mémoire tous les symptômes des médicaments ci-dessus mentionnés, nous offrons ci-après un autre tableau auquel on pourra avoir recours chaque fois que l'on ne se souviendra plus du médicament dont l'ensemble des symptômes correspond au cas que l'on désire soulager. L'usage de ce tableau est du reste tellement simple, qu'il ne paraît nullement nécessaire d'en dire davantage. Il suffit de le parcourir rapidement pour voir aussitôt comment on pourra le mettre à profit.

A.

Abdomen, voy. *Ventre.*

Adypsie, ou absence de soif, voy. *Appétit.*

Agitation, voy. *Moraux* (symptômes).

Air égaré, voy. *Face.*

Aliments (souffrances après en avoir pris).

— sont rejetés immédiatement par des vomituritions ou des vomissements, *arsen.*, *veratr.*

— passent avec les selles sans être digérés, *chin.*, phosph. ac.

— pression douloureuse dans le ventre et dans l'estomac, avec oppression et renvois d'air après chaque repas, *china.*

— après avoir pris la moindre boisson, aussitôt vomissement et diarrhée, *arsen.*, *veratr.*

Aliments répugnent, voy. *Appétit.*

Angoisse, voy. *Moraux* (symptômes).

Anorexie, ou manque d'appétit, voy. *Appétit* manquant.

Anus (douleurs à l'), voy. *Selles*.

Anxiété, voy. *Moraux* (symptômes).

Appétit pour des choses *acides*, veratr.

— manquant, *arsen.*, chamom., china, rheum., *veratr.*

— venant après les évacuations, *veratr.*

Asphyxie, voy. *Pouls* éteint.

Atrophie générale, arsen.

Aqueuses, ou séreuses (évacuations).

— vomissements, *arsen.*, camphor., chamom., china, ipecac., rheum, *veratr.*

— diarrhée, *arsen.*, *chamom.*, china, *ipecac.*, rheum., veratr.

B.

Bâillements, voy. *Sommeil*.

Bleuâtre (coloration) de la peau, *camphor.*, *carbo veget.*

— bras, camphor.

— extrémités, camphor., veratr.

— face, camphor., veratr.

— mains, camphor., veratr.

— nez, taches bleu-noirâtre, arsen.

— pieds, veratr.

Boire souvent, mais peu à la fois, voy. *Soif.*

Boissons causant un bruit gloussant en descendant, cupr.
— sont rejetées immédiatement par des vomissements, *arsen.*, cham., ipecac., *veratr.*
— causant immédiatement des selles diarrhéiques, *arsen.*, *veratr.*
— causant une douleur contractive dans la gorge, lauro-c.

Borborygmes, voy. *Ventre.*

Bouche (contorsion de la bouche), bellad.
— (écume à la), bellad., veratr.
— langue, chargée d'un enduit jaunâtre, chamom., ipecac., veratr.
— langue chargée d'un enduit blanchâtre, rhus., secal.
— langue chargée d'un enduit visqueux, phosph. acid.
— langue froide, camphor.
— langue gercée, arsen.
— langue nette, arsen., secale.
— langue noirâtre, arsen.
— langue sèche, ipecac., arsen.
— lèvres bleuâtres, arsen.
— lèvres gercées, noirâtres et sèches, arsen.

Bouche ouverte, arsen.
— salive s'écoulant, arsen.
— sèche, veratr.
Bras, voy. *Extrémités*.

C.

Caducité, voy. *Forces* (manque de).
Calorification, voy. *Fébriles* (symptômes).
Cérébraux (symptômes), congestions, cicut. lauro-cer.
— délires, bryon., rhus., veratr.
— étourdissements, bellad., camphor.
— fièvre cérébrale, *bryon.*, *rhus.*, stramon.
— ivresse, lauro-cer.
— stupeur (soporeuse), *hyos.*, laches., *opium.*, veratr.
— visions effrayantes, stramon.
Chaleur, voy. *Fébriles* (symptômes).
Choléra asiatique, *arsen.*, *camph.*, *cupr.*, *ipecac.*, *veratr.*—Bellad., canthar., carb. veget., chamom., china, cicut., hyosc, laches., lauro-cer., nux vom., opium., sec., ver.
— gastrique, *arsen.*, ipecac., *veratr.* — Camphor., canthar., chamom., cicut., cupr., nux vom., secale., veratr.

Dents (grincements de), bellad.

Diarrhée, voy. *Selles*.

Doigts, voy. *Extrémités*.

Douleurs dans les membres, camphor., lauro-c., secale.

Dysécée, voy. *Ouïe* dure.

E.

Enfuir de son lit (envie de s'), bellad., cupr.

Épuisement, voy. *Forces* (manque de).

Estomac (souffrances de l').

— chaleur brûlante, *arsen.*, camphor., dulcam.

— crampes, nux vom.

— douleurs, arsen., ipecac.

— frissons, commençant dans la région de l'estomac, ipecac.

— pression, chamom., ipecac.

— rétraction de la région stomacale, dulcam.

Estomac (creux de l').

— angoisse, *arsen.*, *chamom.*, n. vom., *veratr.*

— chaleur brûlante, *arsen.*

— douleur, arsen.

— pression, arsen., camphor., *chamom.*, cupr.

Estomac, sensibilité douloureuse au toucher, *arsen.*, camphor., cupr., *veratr.*

Étourdissement, voy. *Cérébraux* (symptômes).

Extrémités, bras; d'un bleu marbré, camphor.

— couleur bleuâtre, camphor., veratr. (carb. veget.)

— doigts, spasmes, arsen., camphor., *cupr.*, ipecac.

— douleurs dans les extrémités, camphor., lauro-c., secale.

— froides, *arsen.*, camphor., dulcam, ipecac., *veratr.*

— mains, bleuâtres, *camphor.*, *veratr.*

— mains froides, camphr. (chamom. rhabarb.) veratr.

— mains convulsées par les spasmes, veratr.

— mains, ne peut les tenir tranquilles, veratr.

— mollets (crampes aux), arsen. *camph.* cham. coloc. ipecac. secale, *veratr.*

— orteils, tressaillement convulsif, cupr.

— orteils, spasmes, arsen. *cupr.* ipecac.

— pieds froids, *camphor.* (chamom. rhabarb.) veratr.

— pieds (spasmes aux), veratr.

Extrémités (spasmes aux), arsen. *camphor. cupr.* ipecac. veratr.
— sueur froide, visqueuse, arsen.
Evacuations, voy. *Selles* et *Vomissements.*

F.

Face, l'air égaré, camphor.
— alternativement rouge et pâle, veratr.
— bleuâtre, camphor. chamom. rhabarb. veratr.
— bouche écumeuse, bellad. veratr.
— bouche ouverte, arsen.
— bouche de travers, bellad.
— bouche bouffie, arsen.
— creuse, décomposée, arsen. veratr.
— froide, *arsen. camphor.* (chamom.) ipecac. (rhubarb.) *veratr.*
— hippocratique, arsen. china.
— jaunâtre, arsen.
— joues, rougeur de l'une avec pâleur de l'autre, veratr.
— joues couvertes de sueurs visqueuses, carb. veg.
— lèvres bleuâtres, arsen.
— lèvres noirâtres, sèches et gercées, arsen.

Face, mâchoire inférieure pendante, arsen.
— marbrée de bleu, camphor.
— mauvaise mine, phosph. ac.
— nez effilé, couvert de taches noirâtres, arsen.
— pâle, arsen. (chamom. rhabarb.) veratr.
— rouge, bellad.
— rouge sur l'une des joues, avec pâleur de l'autre, veratr.
— (sueur à la), carb. veratr.
— (sueur à la), froide, veratr.
— (sueur à la), visqueuse, carb. veget.
— teint plombé, arsen.

Faiblesse, voy. *Forces* (manque de).

Fébriles (symptômes).
— chaleur alternant avec froid, veratr.
— chaleur après les frissons, ipecac.
— chaleur brûlante, bellad.
— chaleur croissante, ipecac.
— chaleur générale, ipecac.
— chaleur interne, arsen.
— chaleur sèche, veratr.
— fièvre cérébrale, bryon.
— fièvre typhoïde, bryon. ipecac. laches. opium, rhus. stramon.

Fébriles (symptômes), frigidité du corps et des membres, *arsen. camphor.* cupr. *veratr.*
— frigidité glaciale, camphor.
— frigidité cadavéreuse, veratr.
— frissons, *ipecac.*
— froid alternant avec chaleur, veratr.
— froid interne plutôt qu'externe, N. vom.
— horripilations, ipecac. N. vom.
— horripilations légères, ipecac.
— horripilations passagères, N. vom.
— sueur, ipecac., veratr.
— sueur froide, *arsen.* veratr.
— sueur visqueuse, *arsen.*, carb. veget.

Flatuosités, voy. *Ventre.*

Forces (chute ou manque des), faiblesse, caducité, etc.
— défaillance, china., veratr.
— défaillance après les évacuations, china., veratr.
— faiblesse, épuisement, *arsen.*, *comphor.*, chamom., *china.*, dulcam., rhabarb., rhus., *secal.*, *veratr.*
— faiblesse, prompte, rapide, subite, *arsen.*, camphor., coloc., secal., *veratr.*

— faiblesse (prostration complète jusqu'à la), grande, extrême, *arsen.*, camphor., *china.*, dulcam., *veratr.*
— lassitude, *arsen.*, chamom., rhabarb., rhus., *veratr.*
— lassitude, après avoir parlé surtout, arsen.
Frissons, voy. *Fébriles* (symptômes).
Froid, voy. *Fébriles* (symptômes).
Front, voy. *Tête.*

G.

Gémissements, voy. *Moraux* (symptômes).
Gesticulations, voy. *Moraux* (symptômes).
Gorge, bruit gloussant en avalant les boissons, *cupr.*
— brûlante (douleur), camphor.
— constriction en buvant, lauro-c.

H.

Hébétude, voy. *Stupeur.*
Horripilations, voy. *Fébriles* (symptômes).
Hypochondres, voy. *Ventre.*

I.

J.

L.

Lochies supprimées chez les accouchées atteintes du choléra, cicut., lauro-c.

M.

Mémoire affaiblie, arsen.

Moraux (symptômes).

— agitation, *arsen.*, bellad., chamom., *cupr.*, rhabarb., *veratr.*

— agitation, grande, excessive, *arsen.*, cupr., bellad.

— agitation continuelle, arsen.

— air égaré, camphor.

— angoisse, anxiété, *arsen.*, camphor., chamom., N. vom., secal., *veratr.*

— angoisse au cœur, précordiale, *arsen.*, *chamom.*, N. vom., *veratr.*

— angoisse extrême, grande, *arsen.*, camphor., chamom., *veratr.*

— angoisse comme si l'on allait suffoquer, camphor.

— crainte de la mort, *arsen.*

— cris, à cause des douleurs, *arsen*, camphor., *veratr.*

— enfuir de son lit (envie de s'), bellad. cupr.

— gémissements, lamentations, camphor., *veratr.*

— gesticulations violentes pendant et après les évacuations, arsen.

— inquiétudes, grandes, camphor.

— jactations, *arsen.*, rhus., *veratr.*

N.

O.

P.

Poitrine, spasmes dans les muscles, cicut.
— suffocation (sensation de), camphor.
— toux fatigante, sèche, veratr.

Pouls dur, veratr.
— éteint, *carb. veget.*
— fréquent, bellad., china., veratr.
— imperceptible, *arsen.*, *carb. veg.*, camphor., dulcam., veratr.
— intermittent, arsen.
— lent, camphor.
— manquant totalement, asphyxie complète, carb. veg.
— petit, *arsen.*, china., camphor.
— plein plutôt que petit, veratr.
— tremblant, *arsen.*

Prodromes du choléra, camphor., ipecac., phos. ac. secal., veratr.

Pupilles, voy. *Yeux*.

R.

Raideur tétanique du corps, *camphor.*, veratr.

Rapports d'un liquide âcre, *arsen.*

Règles supprimées, cicut. lauro-c.

Respiration, voy. *Poitrine*.

Rêves soporeux, opium.

S.

Salivation, voy. *Bouche*.

Selles, diarrhée, avec aliments non digérés, china, phosph. ac.

— aliments (après avoir pris les moindres), *arsen. veratr.*

— aqueuses, séreuses, *arsen.*, camphor., chamom., china., *ipecac.*, phosph. *phosph. ac.*, rhabarb., *veratr.*

— bilieuses, ipécac., *veratr.* Comparez : Jaunâtres et verdâtres.

— blanchâtres, phos. ac., veratr.

— blanc-verdâtres, phos. ac.

— boissons, (après avoir pris les moindres), *arsen. veratr.*

— bouillie (en forme de), chamom., *rhabarb.*, veratr.

— brûlant à l'anus, arsen.

— concombres (comme l'eau de), veratr.

— décolorées, coloc., *secale.*, veratr.

— diarrhéiques, *arsen.*, chamom., cicut., coloc., *cupr.*, ipecac., lauro-c., (nux vom.), phosph., *phosph. ac.*, rhabarb., rhus., *secale.*, *veratr.*

Selles écumeuses, arsen., chamom., rhabarb., veratr.
— excoriant l'anus, arsen.
— flocons (avec), camphor., ipécac., veratr.
— — blancs, camphor., ipécac., veratr.
— — jaunes ou rougeâtres, camphor.
— fréquentes, à de courts intervalles, *arsen.*, camphor., dulcam., secale., *veratr.*
— inaperçues, phos. ac., *veratr.*
— indolores, chamom., china., *phosph. ac.*, rhus.
— involontaires, phos. ac., *veratr.*
— jaunâtres, ipecac., rhus.
— jaune-verdâtre, phos. ac., rhus.
— laiteuses, comme du petit lait, veratr.
— lientériques, avec évacuations d'aliments non digérés, china., phos. ac.
— muqueuses, arsen., china., ipecac., phosph., phosph. ac., *veratr.*
— nocturnes, china., phosph. ac., veratr.
— noirâtres, arsen.
— petites, en petite quantité, arsen., cicut., nux vom.
— rares, cicut., nux vom.
— sanguinolentes, canthar., ipécac.

Spasmes, convulsions, *cupr.*
— doigts (aux), arsen. camphor. *cupr.* ipecac.
— extrémités (aux), arsen. *camphor. cupr.* ipecac. veratr.
— mains (aux), veratr.
— mollets (aux), arsen. *camphor.* chamom. coloc. ipecac. secal. *veratr.*
— orteils (aux), arsen. *cupr.* ipecac.
— pieds (aux), veratr.
— trismus, veratr.
Stupeur, voy. *Cérébraux* (symptômes).
Sueur, voy. *Fébriles* (symptômes).
Suffocation (sensation de), voy. *Poitrine.*
Suites du choléra, voy. *Choléra.*

T.

Tempes, voy. *Tête.*
Ténesme, voy. *Selles.*
Tête (congestion à la), carb. veg.
— douloureuse, arsen. nux. vom.
— (élancements pressifs dans la), arsen.
— front entrepris, phosph. ac.
— (pression dans la), arsen. nux. vom.
— — lancinante, arsen.
— (sueur froide, visqueuse à la), arsen.
— tempes creuses, arsen.

Toux, voy. *Poitrine.*
Tranchées, voy. *Ventre.*
Trismus, voy. *Spasmes.*
Typhoïde (état), voy. ***Choléra*** et ***Fébriles*** (symptômes).

U.

Urines brunâtres, veratr.
— épaisses, china.
— foncée (de couleur), china. ipecac. veratr.
— rares, china, ipecac. phosph. ac. veratr.
— supprimées, arsen. coloc. veratr.
— troubles, china.
Urinaires (organes), très affectés, canthar.

V.

Ventre ballonné, chamom. rhabarb. veratr.
— (borborygmes dans le), *arsen.* camphor. phosph. phosph. ac. secale.
— (feu dans le), *arsen.* bellad.
— (chaleur dans le), ipecac.
— chaud et brûlant au toucher, chamom. rhabarb. veratr.
— coliques, *arsen.* chamom. coloc. ipecac.
— contracté, ipecac.
— douloureux, dulcam. veratr.

Ventre douloureux au toucher, *arsen.* veratr.
— élancements, coloc.
— excoriation (sensation de), arsen. ipecac.
— — en riant et en toussant, arsen.
— flatuosités incarcérées, arsen.
— frissons dans les intestins, ipecac.
— muscles contractés, veratr.
— nombril (douleurs autour du), arsen. chamom. dulcam. veratr.
— plénitude (sensation de), china.
— sensibilité douloureuse au toucher, *arsen.* veratr.
— spasmes dans le ventre, *cupr. veratr.*
— tranchées, coloc. veratr.
— violentes douleurs, coloc. veratr.
Vertiges, voy. *Cérébraux* (symptômes).
Visions, voy. *ibid.*
Voix enrouée, rauque, camphor. veratr.
— faible, à peine perceptible, arsen.
— manquant, ne peut pas parler, veratr.
— tremblante, arsen.
Vomissements, *arsen.* camphor. *chamom.* china, cicut. coloc. cupr. dulcam. *ipecac.* laur. rhabarb. *veratr.*
— âcres, arsen. ipecac.

Vomissements aigres, arsen. cham. chin. ipecac.
— aigres et amers, china. ipecac.
— aliments ingérés (des), *arsen.* chamom. china. coloc. *veratr.*
— amers, china. ipecac. veratr.
— amers et aigres, china. ipecac. veratr.
— aqueux, séreux, *arsen. chamom.* china. ipecac. *veratr.*
— bilieux, *arsen.* dulcam. *ipecac.* veratr.
— blanchâtres, chamom. rhabarb. *veratr.*
— boissons ingérées (des), *arsen.* dulcam. ipecac. *veratr.*
— bu ou mangé (chaque fois après avoir) *arsen. veratr.*
— concombres (de couleur d'eau de), veratr.
— douloureux, avec pression dure, cupr.
— efforts (avec de grands), ipecac. veratr.
— floconneux, camphor. veratr.
— floconneux, flocons blancs, jaunâtres, rougeâtres, camphor.
— fréquents, *arsen.* china. *ipecac. veratr.*
— jaunes, dulcam. ipecac. veratr.
— laiteux comme du petit lait, veratr.
— muqueux, arsen. *chamom.* china. *veratr.*
— nocturnes, arsen. veratr.

Vomissements nocturnes, avant minuit, veratr.
— nocturnes, vers le matin, arsen.
— rares, ipecac.
— redressant sur son séant (en se), veratr.
— verdâtres, *arsen.* coloc. dulcam. ipecac.
— verdâtres, comparez : Bilieux.
— violents, *arsen.* camphor. *veratr.*
— vomiturition violente (avec), veratr.
Vomiturition, arsen. ipecac. veratr.

Y.

Yeux caves, creux, *arsen. camphor. veratr.*
— cernés, *arsen.* china. *veratr.*
— convulsés, bellad. cicut. lauro-c.
— éteints (comme), arsen. veratr.
— fermés (à demi), bellad.
— fixes, camphor.
— jaunes, arsen.
— (pression au-dessus des), arsen.
— ternes, arsen. veratr.
— paupières bleuâtres, arsen.

FIN.

www.ingramcontent.com/pod-product-compliance
Ingram Content Group UK Ltd.
Pitfield, Milton Keynes, MK11 3LW, UK
UKHW020923180726
13838UKWH00002B/728